瑜伽健身
功效与习练

黄霞 著

吉林科学技术出版社

图书在版编目（CIP）数据

瑜伽健身功效与习练 / 黄霞著. --长春：吉林科
学技术出版社，2020.10
ISBN 978-7-5578-7791-0

Ⅰ. ①瑜… Ⅱ. ①黄… Ⅲ. ①瑜伽 Ⅳ. ①R793.51

中国版本图书馆 CIP 数据核字（2020）第 198447 号

YUJIA JIANSHEN GONGXIAO YU XILIAN

瑜伽健身功效与习练

著　黄　霞

出 版 人　李　梁

责任编辑　端金香

封面设计　崔　蕾

制　　版　北京亚吉飞数码科技有限公司

开　　本　710mm×1000mm　1/16

字　　数　217 千字

印　　张　16.75

印　　数　1—5 000 册

版　　次　2021 年 6 月第 1 版

印　　次　2021 年 6 月第 1 次印刷

出　　版　吉林科学技术出版社

发　　行　吉林科学技术出版社

地　　址　长春市人民大街 4646 号

邮　　编　130021

发行部传真/电话　0431－85635176　85651759　85635177
　　　　　　　　　　　　　　　85651628　85652585

储运部电话　0431－86059116

编辑部电话　0431－85635186

网　　址　www.jlsycbs.net

印　　刷　三河市铭浩彩色印装有限公司

书　　号　ISBN 978-7-5578-7791-0

定　　价　75.00 元

前　言

当前,社会稳定,经济水平不断提升,人们的生活条件越来越好,单纯的物质生活已经得到了较好的满足,因此,人们产生更高层次的需求,比如对健康、良好的形体等的追求。同时,越来越快的工作、生活节奏给人们带来过大压力,快餐式饮食和营养过剩等,给人们的健康造成了非常大的影响,这也是现阶段普遍存在的社会问题。对此,我国大力倡导全民健身,希望通过运动健身的方式来解决这一社会问题,从而不断改善人们的身体素质,使人们的健康水平得到有效提高。

健身运动的形式是多种多样的,瑜伽是其中较为具有代表性的一个项目。瑜伽本身有着悠久的发展历史,文化底蕴深厚,这也是其发展至今经久不衰的重要原因。具体来说,瑜伽有着方便易行、安全有效、姿态优美的特点。同时,还有着非常显著的健身功效,除了普遍意义上的改善体质、提高身体素质水平、增强身体系统机能外,还能够达到塑形、美体、矫正体姿、防治疾病的效果。可以说,瑜伽的广泛开展,与上述几个方面都有着不可分割的密切联系。从当前的形势看,瑜伽方面的研究不少,但是重点针对瑜伽健身的则不太多,这就使得瑜伽健身方面的理论基础不够深厚,在理论指导上较为欠缺,无法使瑜伽健身的迅速发展需求得到良好满足。鉴于此,特撰写《瑜伽健身功效与习练》一书,希望能够为上述问题的解决提供必要的依据和支持,也为瑜伽健身的进一步发展提供科学指导。

(1)结构清晰,层层递进。本书的结构大致分为三个部分:第一部分对瑜伽进行了初步认识;接着对瑜伽的健身功效、健身智慧、健身准备、健身养护、健身技巧进行了详细阐述；这就为第三部分的瑜伽健身习练提供了科学的理论指导。

（2）将理论与实践有机结合起来，内容全面。本书也可以分为两大部分，一部分为理论部分，对瑜伽的基本情况和瑜伽健身的相关理论进行了阐析；另一部分则是瑜伽健身习练。两者有机结合起来，能够使读者对瑜伽健身有更加全面的了解和认识。

（3）将瑜伽发展与全民健身有机结合起来，并且增加了美体瑜伽和办公室瑜伽、亲子瑜伽，这是本书最主要的亮点，由此，将课题研究的社会性、立意的新颖独特充分体现了出来，这也能够对读者有更大的吸引力。

综上所述，本书通过简洁凝练的语言、清晰明了的结构以及丰富全面的知识点，将理论与实践有机结合起来，对瑜伽健身的功效和习练进行了全方位的深入剖析和研究，充分表现出了科学性、系统性、实用性、创新性、时代性等显著特点，是一本参考和借鉴价值都非常高的专业学术著作。

本书在撰写过程中，参考并借鉴了相关专家学者的研究成果和观点，在此表示最诚挚的感谢！另外，由于时间和精力有限，书中难免有不足之处，敬请批评指正！

作　者

2020 年 5 月

目 录

第一章　认识瑜伽

瑜伽是一项智慧性体育运动,它集健身、健心、健美、塑形、养性于一体,深受广大健身运动爱好者的喜爱,在全世界范围内拥有广泛的群众基础,更是在一些知名人士的名人效应影响下成为一种健身时尚。本章主要研究瑜伽基本知识,以解开历史悠久的瑜伽健身的神秘面纱,使瑜伽健身者更加全面地认识瑜伽、理解瑜伽,并为习练瑜伽奠定良好的知识基础。

第一节　瑜伽的起源与发展

一、瑜伽的起源

(一)早期瑜伽修持

瑜伽是一种具有哲学智慧的健身运动,是一种古老的健身方法,这种健身运动让练习者的身体精神和心智都得到修行。

相传在古印度北部喜马拉雅山麓地带,有人居住在高达8 000 米的古印度圣母山上,他们每天在山上健身修行,有传说一些人成为圣人,另一些人成为修行者,后来这些高山上居住和修持的修行者们将他们的健身养心之法传授给慕名而来的追随者,这就是早期的瑜伽修行术。

有考古研究推理认为,在公元前 3 000 年以前,在人类的文化历史上就出现了瑜伽的雏形,当时,人们将瑜伽当作掌握咒法的一种手段。大约在公元前 500 年,随着人类社会农耕文化兴起,印度阿里西人在祭祀时曾用多种方法统一和集中精神,这就是早期的瑜伽雏形。

在古代,瑜伽是宗教领袖或瑜伽老师以口述的方式传授的,而且这种传授是不对外的,起初瑜伽的修行者人数很少,他们多居住在寺院、乡间小舍、高山洞穴和密林中,由瑜伽师为那些愿意接受的门徒进行讲授,由瑜伽老师向门徒传授保密的瑜伽技术,这使得瑜伽的学练更为神秘。瑜伽的历代修持者通过瑜伽术的学练,来集中自己的精神和注意力,并借助特殊的瑜伽体式实现健身与放松。

(二)瑜伽的诞生

"瑜伽"为音译词,是梵文"Yoga"的译音,其本义是自我和原始动因的结合。印度圣哲帕坦伽利(patanjali)在《瑜伽经》中指出:"瑜伽是学会控制意识的转变。"《薄伽梵歌》中克尔史那说:"沉着地去履行责任,放弃对成败的一切执着。这样的心意平衡就叫瑜伽,瑜伽是一切活动的艺术。"

简单来理解瑜伽修持练习就是,通过瑜伽练习旨在实现对自身知觉器官的抑制,使其能不受外界因素干扰,并由此建设习练者的内心世界,以激发习练者的精神和身体潜能,实现心灵的净化和身体的放松与发展,这与佛教的"锁心猿,收意马"有异曲同工之妙。可见,瑜伽运动是使心灵、肉体和精神和谐统一的一种运动方式,即使修持者的身心处于相对稳定、平衡的状态。

早期的瑜伽修持方法是保密的,因此相关文字记录很少,随着瑜伽修持方法在更多的印度人中间流传与开展,瑜伽对人体心理、生理和精神上的戒律备受推崇,使得瑜伽逐渐发展成为具有典型的印度文化特征的印度健身文化,在印度的普通人中逐渐流传开来,绵延数千年,并流传至当今世界。

二、瑜伽的发展

瑜伽最初是通过修炼者的言传身教实现传承与发展的,发展到现在,瑜伽已经成为全社会的一种时尚健身方式,当前,不仅有各种瑜伽学校、瑜伽书籍,瑜伽还派生出许多健身新形式,如水中瑜伽、办公室瑜伽、亲子瑜伽等,瑜伽正在融入更多的普通人的健身生活。

(一)瑜伽在印度的发展

印度是瑜伽的诞生地,瑜伽在印度的发展最为久远,内容也更加丰富,其发展历程具体如下。

1. 前古典时期的瑜伽

瑜伽发展之初,凭借口耳相传得以传播,无文字记载,考古研究认为,从瑜伽诞生的公元前 5 000 年,一直到瑜伽开始在民间流传,并开始出现"犁俱吠陀",其间经历了约有 3 000 多年的时间,这一阶段被认为是瑜伽原始发展阶段,即瑜伽在前古典时期的发展。

前古典时期无文字记录的瑜伽,其主要是作为一种宗教修持方法来发展的,在瑜伽的修持方法中,包含了静坐、冥想、苦行等修行,在这一时期,瑜伽由一个原始的哲学思想逐渐发展成为一种修行的法门。

2. 古典时期的瑜伽

瑜伽发展到有了文字记载之后,就进入了古典时期。整个古典时期,瑜伽发展最大的特点体现在瑜伽理论著作的出现。

古典时期的瑜伽,最早发现的瑜伽相关文字记载见于公元前 1 500 年的《吠陀经》,《吠陀经》对瑜伽有比较系统的记载。"吠陀"时代,瑜伽以苦行为主,将瑜伽的修持练习与创世神话结合在一起,多介绍一些属于"通向神"或"与神结合"的方法。在当时,瑜伽仍然主要在少数人中流传,主要是流浪哲人、瑜伽行者、苦行者,这些人对瑜伽的广泛普及与发展起到了重要的推动作用。

之后,瑜伽早期著作《薄伽梵歌》一书问世,是第一部较为完整的瑜伽理论著作,其最大的贡献在于,将瑜伽这一民间的灵修实践变为正统,由强调行法到行为、信仰、知识三者并行不悖,瑜伽发展有了新突破。

《薄伽梵歌》完成了瑜伽行法与吠檀多哲学的合一,但在具体的行法上,《薄伽梵歌》侧重于从宏观理念上建立新的瑜伽体系,只是总结归纳了前一阶段各类瑜伽的特点,强调用纯粹的奉献精神来替代具体的瑜伽行法,对瑜伽行法较少阐述。

3. 后古典时期的瑜伽

大约在公元前 300 年时,瑜伽之父——帕坦珈利在其著作的《瑜伽经》中详细阐述了古典瑜伽的理论,对瑜伽进行了详细的定义和分类(表 1-1)。《瑜伽经》的出现标志着瑜伽进入了后古典时期。

表 1-1　瑜伽的八个分支

分支	含义	分支	含义
yama	控制(制戒)	Pranayama	呼吸控制
niyama	纯洁的操守(内制)	dharana	集中意念(专注)
Asana	身体姿态(体式)	dhyana	冥想
Pratyahara	感官控制	Samadhi	入定

《瑜伽经》的出现弥补了《博伽梵歌》对瑜伽研究和阐述不够系统和全面的缺憾。《瑜伽经》的伟大意义就在于,它第一次立足于技术层面来构建瑜伽体系,并将瑜伽的修持方法与哲学、宗教理念放在同等重要的地位,并第一次明确地将瑜伽定义为"对意识活动的控制"。在当时,《瑜伽经》被各个瑜伽学派视为理论根本。

在瑜伽发展的后古典时期的初期,瑜伽各种宗派较为杂乱,每个学派对瑜伽的阐述都有自己的理论体系,彼此之间又有交叉,无系统的瑜伽理论阐述著说。在这样的社会背景下,帕坦伽利不加偏见地将各种宗派进行了系统综合,并将瑜伽哲学体系与古典数论的哲学体系充分结合研究,全面、系统地总结和归纳了瑜伽理论体系内容。《瑜伽经》认为,瑜伽修持学练过程中,必须将物质与精神分离开来,才可能达到精神至善,这与前古典瑜伽或韦达瑜伽注重瑜伽修持学练中对物质与精神的合二为一有质的区别。

《瑜伽经》使瑜伽派成为哲学流派,并得到了印度正派哲学的承认,它对瑜伽的解释意图是想对瑜伽的智慧精髓进行传播。

之后,随着瑜伽哲学体系的不断完善,以及瑜伽在更广泛的范围内的传播与发展,一系列瑜伽理论著作开始出现,并成为早期瑜伽传播的经典之作。

《瑜伽奥义书》是瑜伽发展中的一部重要瑜伽著作,其共二十一部,该书明确指出,在瑜伽修持学练中,纯粹认知、推理、冥想并非实现瑜伽者身心解脱的唯一方法,还有必要通过苦行修持(如节食、禁欲、体位法、七轮等)等,来实现人体的生理良性变化(咒语、手印、身印等)和精神体会,如此,才能实现梵我合一。这些观点构成了后古典时期瑜伽的精华。

在瑜伽的后古典时代,瑜伽修行者们不再渴求从现实中解脱,而是开始强调对现在时刻的把握,学会接受现实。这一时期正是印度民族资本主义兴起的时期,作为反殖民、反封建斗争的思想武器,瑜伽习练者积极吸收新思想、新文化,进一步推动了瑜伽运动的发展。

19世纪末20世纪初,综合瑜伽(整体瑜伽)的思想被印度哲学家奥罗宾多提出来,奥罗宾多认为,每种瑜伽都是唤醒心灵的一种方法,瑜伽习练者将这些方法综合起来可以促进整个生命的优化。

整个20世纪,瑜伽在印度得到了最广泛的传播与发展,使得瑜伽成为印度的重要文化之一,更是成为印度文化的重要代表,同时这一时期,瑜伽运动开始在全世界范围内传播,这一神奇的东方健身术与西方竞技体育健身有着明显的区别,吸引着更多的西方人参与瑜伽健身练习、研究印度瑜伽文化。

4. 瑜伽的现代化发展

目前,瑜伽已经发展成为一种普及性的强身健体与拓展心灵智慧的运动,是印度人民生活中必不可少的重要组成部分,在世界范围内也具有广泛影响。

在全世界范围内,印度成为瑜伽爱好者练习的圣地,世界各地的瑜伽爱好者都向往去印度进行深造。

在印度本土,除了传统瑜伽之外,还有大量的世俗瑜伽存在,这些瑜伽抛弃了传统瑜伽的宗教神秘色彩,以健身塑身、防治疾病、养性、延年益寿为目标,充分满足了现代人的健身、健心、健美、塑形需求,瑜伽发展成为现代瑜伽,成为现代健身新形式。

(二)瑜伽在欧美国家的发展

瑜伽是一种东方文化和哲学,过去的西方国家对瑜伽几乎是一无所知,早期的一些瑜伽在欧美国家宣传,使得西方国家开始接触和了解这种神奇的东方健身术。

19世纪初,印度瑜伽大师罗摩克里希和他的传人维韦卡南达、奥罗宾多等人在充分归纳和学习瑜伽修持方法的基础上,结合现代学科(医学、运动学等)对瑜伽进行了创新,现代瑜伽由此产生。

现代瑜伽的学科基础(尤其是以西学为主的现代学科知识内容)更容易被西方国家的人所接受,由此,现代瑜伽被介绍到欧美国家后,立刻引起了一些人的关注,并迅速向世界各地传播开来。

20世纪初,西方人开始对东方宗教哲学文化产生兴趣。当时流行于西方的文化偶像们(如"披头士")率先对瑜伽的习练坐姿表示好奇,并尝试接触、学习、理解、接纳、练习瑜伽,更多的西方人开始认识到,瑜伽是一种"在不平静的状态下寻求身心平静"的有效方式,由此,更多的人开始认真、系统地学练瑜伽,瑜伽这种健康运动形式也逐渐从西方流行偶像走入普通健身群众的日常健身中去。

之后,随着瑜伽在西方国家的流传,印度的一些瑜伽师开始走出国门,远赴欧美一些国家招收学徒授艺,以谋生和传扬印度瑜伽文化。与此同时,欧美地区的很多瑜伽热衷者也漂洋过海奔赴印度学习瑜伽,印度当地开设了许多专门研究瑜伽的机构和培养瑜伽专业人才的学校,通过教学授课的方式来传播瑜伽文化、哲学、健身技能和方法。

20世纪六七十年代,著名瑜伽大师——斯瓦米·希瓦南达及其追随者,在欧美国家积极传播瑜伽文化,并开办瑜伽学校,还建立了国际希瓦南达瑜伽韦坦达中心,他们将现代瑜伽的习练进行归纳整理,提出五项瑜伽习练原则,即正确地休息、正确地练习、正确地呼吸、正确地饮食、正确地思考和正确地冥想。该套系统的瑜伽习练原则被很多的欧美瑜伽习练者所推崇和遵守。

现阶段,在欧美国家广泛流行的瑜伽健身,主要是现代瑜伽,其特点是更加注重"修身",强调瑜伽练习者应结合自己的现实生活状态习练瑜伽,以"本体解脱"为目的,将瑜伽健身练习融入日常生活,将瑜伽智慧和观点应用到生活体验中去,在复杂的社会关系网络和社会生活压力中,能通过瑜伽练习达到身心的平静、平和。

目前,瑜伽运动集哲学、宗教、健身等于一体,在欧美国家备受推崇,尤其是受到一些演艺圈和时尚圈的明星的关注,并在这些人的影响下,瑜伽成为欧美国家公认的健康健美运动项目之一。

(三)瑜伽在中国的发展

1. 瑜伽在中国古代的发展

瑜伽大约是在公元4世纪前后随着佛教的传播而传入中国的。中文"瑜伽"一词最早出现在汉译佛教经典中,在唐代就已经出现。

　　研究表明,瑜伽行派是印度大乘佛教时期的中后期出现的,这一时期,唐玄奘入印度学习佛教文化,之后唐玄奘回国,其所创建的唯识宗的理论思想就源于印度瑜伽行派。中唐以后,"瑜伽"一词也多见于佛教著论中,例如,中国佛教禅观、天台宗的"六妙法门"、法相唯识宗的止观等,均为瑜伽冥想的变通说法。

　　另有一些学者研究认为,印度瑜伽术是一种内容丰富、形式多样的健身修心养性功法,早期传入中国南北朝时期的《易筋经》、流行于唐朝的《天竺按摩法》、出现于宋代的《婆罗门导引法》等,都是早期的印度瑜伽术。

　　在我国古代,瑜伽一直未成为一种单独的修身养性练习得到人们的重视,瑜伽哲学和修身技法,更多的是存在于佛教宗法和佛理中。

2. 瑜伽在中国现代的发展

　　现代瑜伽传入中国,并引起国人重视是在 20 世纪 80 年代。当时,电视作为一种媒体出现在人们生活中,1985 年,中央电视台连播的张蕙兰瑜伽术教学片,这是中国人开始真正意义上的了解和认识瑜伽,受电视节目的影响,瑜伽走入千家万户,并受到了越来越多的人的喜爱。

　　和印度本土瑜伽相比,中国国内流传的瑜伽的重要价值取向表现出鲜明的特点,即瑜伽健身过程中,大都丢弃印度古典瑜伽中深层次宗教哲学理念,取其修心健身功能的一面,瑜伽被看做是一种健康的生活方式和一门正确生活的科学,更多人将瑜伽作为一种塑身美体、放松身心、调节改善身心状态的一种健康运动方式来进行练习,瑜伽开始走进人们的日常生活。

　　当前,随着我国人民生活水平的提高和对健康生活的重视,越来越多的人开始参与到瑜伽健身习练中来,瑜伽健身尤其受到年轻爱美女性的喜爱。

　　新时期,随着全民健身计划的逐步深入推进,瑜伽作为一项具有独特魅力的智慧型健身健美运动,备受广大健身爱好者的推崇,我国瑜伽学练人数不断增多,我国大众健身市场中的诸多健身俱乐部中,瑜伽健身都是一个非常重要的推广课程,同时,在我国高等学校,瑜伽课的开设也受到了许多女学生的欢迎,在诸多体育选修课中拥有一定的选课率。

在崇尚健康生活的新时代,瑜伽在中国仍有巨大的发展空间和发展潜力,人们对瑜伽的追捧热情将会继续升温。

第二节　瑜伽的流派与特点

一、瑜伽的流派

瑜伽历史悠久,内容丰富,发展到现在,瑜伽运动已经具备了庞大的知识体系内容和流派学练技法。关于瑜伽流派的雏形,最早从《薄伽梵歌》的描述中可以看出,据记载,当时就已经有了业瑜伽、智瑜伽、信瑜伽、王瑜伽这四大类瑜伽的雏形。时至今日,瑜伽运动代表流派主要有七个,即哈他瑜伽(Hatha)、信瑜伽(Bhakti Yoga)、业瑜伽(Karma Yoga)、智瑜伽(Jnana Yoga)、王瑜珈(Raja Yoga)、密宗瑜伽(Tantric Yoga)、语音冥想瑜伽(Mantra Yoga),具体分析如下。

(一)哈他瑜伽

"哈"(Ha)代表太阳,"他"(tha)代表月亮,"哈他"(Hatha)的意思就是"日月",哈他瑜伽,因此也意译为"日月瑜伽"。

1. 哈他瑜伽的修持特点

在所有的瑜伽流派中,哈他瑜伽是运用最多、流行最广最实用的瑜伽流派。哈他瑜伽也是现代西方国家和中国最熟知的一个流派。当前,世界各地瑜伽爱好者所接触、练习的瑜伽大多都是哈他瑜伽。例如,目前广泛盛行的威尼瑜伽、艾扬格瑜伽、力量瑜伽、热瑜伽等不同类别的瑜伽,都属于哈他瑜伽。

哈他瑜伽比较注重生理效果,主要锻炼、开发人的大脑、肌体和内心,是一种最适合现代人调理身心、养身保健的活动。

哈他瑜伽和其他流派的瑜伽相比,具有以下特点。

(1)哈他瑜伽修持哲学

哈他瑜伽彻底摒弃了印度宗教中的苦行,将瑜伽的各种身体练习看作是对身体的改造和塑造过程,而不是一种身体的"苦行",瑜伽练习的基本目的是促进健康,健康是修持的基础。

哈他瑜伽将人体分为两个体系:精神体系与肌体体系。哈他瑜伽有一句格言是"健康的心理存在于健康的体魄中"。哈他瑜伽注重瑜伽习练过程中的生理的调适和平衡,是身体洁净、呼吸和各种体格锻炼方法的体系。

哈他瑜伽理论认为,日常生活中,人的很多活动都是身心能量的浪费,如兴奋、激动、哀伤、忧虑等,这会导致生命能量的浪费,如果身心的能量用于这些"无谓"的事情过多,就会导致身心能量的失衡,这种失衡可通过科学的休息自然恢复,但是,如果失调严重加剧,就会导致身心疾病的产生。

哈他瑜伽修持,就是通过瑜伽的身体练习,来促进身心的平衡,以避免各种身心疾病的产生。

(2)哈他瑜伽修持方法

哈他瑜伽的修持方法相对简单,哈达瑜伽跳过了"王瑜伽"前面的内制和制戒阶段,让瑜伽的练习直接从体式开始。

哈他瑜伽的技法学练理论指出,瑜伽习练者可以通过身体练习,并配合有特点的呼吸技巧、冥想方法,来达到改善身心环境的平衡。哈他瑜伽理论还进一步指出,身心的改善会进一步影响瑜伽学练者的各种实际行为,促进瑜伽练习者的道德观念和行为举止的改善。

以哈他瑜伽的呼吸为例,哈他瑜伽认为,瑜伽练习者可以分别通过两个鼻孔的方式进行练习,在哈他瑜伽健身技法中,通过右鼻孔来呼吸的方式被称为"太阳的呼吸",通过左鼻孔呼吸的方式被称为"月亮的呼吸"。通过一些方式的练习来保持呼吸的顺畅,进而可以达到身体的健康和心理的健康。实践证明,哈他瑜伽的这些呼吸技巧和健身方法对身体有益,具体表现为可改善神经系统功能、增强内脏器官机能,促进腺体正常生理活动的顺利进行。

2. 哈他瑜伽的习练风格

经过长期的发展和变化,发展到现在,哈达瑜伽形成了很多不同称谓的练习风格,这里重点分析以下几种。

(1)活力瑜伽(Ashtanga Yoga)

活力瑜伽历史悠久,据考古发现,活力瑜伽的出现可追溯到1 500年以前的《瑜伽合集》。

和其他类别的哈他瑜伽相比,活力瑜伽是一种强化瑜伽训练方法,运动强度比较大,具有较好的排毒效果,适合体能素质较好者。

此外,在瑜伽健身练习过程中,活力瑜伽注重能量在体内的流动,练习过程严谨,对呼吸次数、动作重复次数等有严格要求。

(2)辅助瑜伽(lyengar yoga)

辅助瑜伽,是指在瑜伽练习中借助一些辅助器具进行瑜伽练习的瑜伽形式。

辅助瑜伽的器具辅助,主要有障碍物、椅子、地毯和带子等,通过这些辅助物,利用这些辅助物的支撑、力量和阻力,使练习者能够以安全和有效的方式自由地做出各种不同的体式,或者帮助瑜伽学练者更加深入地进行体式练习。

一般来说,初学瑜伽者常会使用辅助器具,这主要是因为瑜伽初学者的身体柔韧度和耐力较差者,在一些瑜伽体位习练中,不能很好地完成瑜伽动作,这时就可以借助辅助器具来完成动作,此外,对于一些身体伴有损伤但是可以从事瑜伽习练的运动者来说,也常借助瑜伽器具来完成瑜伽练习。

（3）阴瑜伽（Yin yoga）

阴瑜伽,从其字面意义来看,重视瑜伽练习的"阴阳"学说和思想指导。阴瑜伽习练过程中,习练者应在大脑中建立阴、阳的意识,练习过程中,强调身体"阴"与"阳"的区别,尤其是对身体的虚阴部位的练习,要格外重视。

阴瑜伽的修持观念认为,人体系统中,结缔组织和关节是"阴"的,肌肉和血液是"阳"的。阴瑜伽注重身体内部习练,强调骨盆、髋部、大腿和下背部区域的结缔组织的练习,在体式练习方面,以地面被动体式为主。

（4）热瑜伽（Hot Yoga）

热瑜伽,顾名思义,就是在相对高温环境下进行的瑜伽习练。

热瑜伽的修持观念认为,在高温环境下,身体更容易"打开",可促进身体的气血的循环,这对于一些患有关节损伤的运动者来说,十分有益,因为热瑜伽的高温练习环境可促进气血循环和营养物质在体内的输送。

此外,对于一些体脂较多者和身体部分位置不理想的人来说,参与热瑜伽练习,特殊的练习环境可让瑜伽习练者在平时(舒适温度中)练习中消耗更多的热量,故而可以起到减肥减脂的效果。

上述几种瑜伽修持方法是比较流行的哈他瑜伽,此外,哈他瑜伽还包括流瑜伽、力量瑜伽等练习风格。流瑜伽和力量瑜伽动作流畅,重视与呼吸的配合,还可以结合练习者的身体状况来安排瑜伽的体式练习序列,具有十分良好的练习效果。

（二）业瑜伽

业瑜伽,又称"实践瑜伽""行为瑜伽"或"有为瑜伽",印度哲学认为,人的行为会引发一种看不见、摸不着的神秘东西,这种东西被称为"业","业"会按照人的行为的善恶性质,带来相应的果报。改变行为即可改变"业报"。

业瑜伽提倡"瑜伽生活法",它的修持理论和方法特点主要体现在以下几个方面。

(1)行为是生命的第一表现。人的衣食起居、言谈举止等都是生命的表现,不同的生命表现会有不同的结果,他们之间存在者相互对应的因果关系。

(2)业瑜伽提倡将精力集中于内心世界,并通过内心的精神活动,来引导更加完善的行为。基于此,业瑜伽的练习并不需要什么具体的方法,它只注重生活的细节,看重行为本身,不重视后果。

(3)业瑜伽提倡思想道德的健康,业瑜伽主张,应该通过思想来影响自身的行动,并注意这种影响的积极性。不断地实践积极的思想,可使瑜伽修持者的生活更加"热情、有理和快乐"。

(4)业瑜伽提倡积极心态在日常生活中的贯彻,要求瑜伽修持者"向善",应有自愿的、与人为善的、无私奉献的良好心态,只有这样,才能变得热情进取、心灵纯洁,才能拥有快乐。

(三)王瑜伽

王瑜珈,又称"八支分法瑜伽",也可意译为"皇者瑜伽"或"国王瑜伽",是忠于瑜珈八支行法的一派,有王者般崇高的地位。王瑜伽是所有瑜伽中最高级、最机密,也是境界最高的瑜伽。

作为瑜伽的主流学派,王瑜珈具有综合性与理论性的完整系统。它的修持理论和方法特点主要体现在以下几个方面。

(1)王瑜伽认为,人的意识的狂热活动消耗了灵魂的能量,从而造成对内在灵魂的束缚,阻碍了灵魂的显现与升华,因此必须竭力控制意识的活动,使自己完全沉浸于无限深邃的寂静中,采用忍耐、禁欲、自治、坚定等手段控制感官与意识。

(2)王瑜伽偏重于冥想(意念)和呼吸(调息),通常使用"莲花座"等一些体位法进行冥想。

(3)王瑜伽主张通过对心理活动的控制与修持来实现解脱,它特别注重对内在精神活动、深层意识的控制。

在王瑜伽的修持者中,很多人都严格遵守王瑜伽的"八支分法"戒律来练习瑜伽,具体来说,王瑜伽的思想来源的重要典籍就是《瑜伽经》,《瑜伽经》中称"瑜伽就是对心变化的控制",将王瑜伽的修行步骤共分为八个分支和阶段,这八个阶段环环相扣,跳过任何一个都无法达到瑜伽修炼的最高境界(表1-2)。

表1-2 王瑜伽的修持步骤

修持步骤	修持内容
禁制	遵守不杀生、诚实、不偷盗、净行、不贪的戒律
遵行	遵守清静、满足、苦行、诵读经典和敬神戒律,以实现自我净化
坐法	瑜伽体位
调息	呼吸调控
制感	将感官注意集中在内在心灵认知上
执持	专注心念到一处
静虑	禅定,长时间集中注意力于内心
三摩地	坚持不懈修炼,最终达到极乐境界

由于王瑜伽的练习重视意念和心灵塑造,因此,王瑜伽也被普遍认为是所有瑜伽流派中最稳妥、最迅速、最有效的解脱之道。

(四)信瑜伽

信瑜伽,又可意译为"奉爱瑜伽"或"爱心服务瑜伽",它主张瑜伽练习是对绝对整体的奉献服务,专注于杜绝愚昧的杂念,启发对"梵"的敬仰之心。

纯粹的信瑜伽是在得到启发后才开始的。信瑜伽的修持理论和方法特点主要体现在以下几个方面。

(1)信瑜伽的宗教思想较为浓厚,修持者认为,个体的思想和生活受神灵主宰,必须通过虔诚的"奉献行为"才能得到爱。通过宗教情操的培养,修行者得知真理的本质是爱,只有内心充满了爱,才能与最后的真理相融合。

(2)信瑜伽修行者的终身目标是纯洁自己的灵魂,杜绝杂念。

信瑜伽修持者大都重视精神的修持。

（3）在信仰的影响下，信瑜伽练习过程中，会使用到宗教仪式、唱颂、熏香、鲜花典礼等形式来参与自己的瑜伽习练。

（4）信瑜伽修持者强调个体的心灵完全交付于神灵。一些修持者们认为，一个人只要有对神的虔诚信仰，就能够蒙神庇佑而得到解脱。因此，与信仰相比起来，一切关于宗教的知识，各种各样的修持，以及仪式烦琐的祭祀等都显得不再那么重要了，他们更注重这种过程带来的内心体验。

（五）智瑜伽

智瑜伽，又称"智慧瑜伽""知识瑜伽"。智瑜伽注重哲学，是探讨真与非真、暂时与恒常、物质与生命力等问题的哲学思辨体系。

智瑜伽的修持具有以下特点。

（1）智瑜伽的智慧，并非通常意义上的智慧，而是指"觉悟、证悟宇宙最高本质"的智慧。智瑜伽提倡培养知识理念，从无明中解脱，达到神圣、与梵合一境界，适合一些追求知识，要了解生命、知觉奥秘的人修行。

（2）智瑜伽认为，知识有高等和低等之分，通过智瑜伽的学习，要求瑜伽习练者应不断地朗读瑜伽经典著作，进而达到理解瑜伽奥义的程度，以此来提升自己的智慧，进行"自我探索"。在探索自我的深度实践中，获得对生命真谛的领悟。在这个深度实践的过程中，修习者需要自我找寻"我是谁""世界的本源是什么"等问题的答案。并在看到世界万物以及人生命体的发展后，实现顿悟，使心灵得到净化并变得平静、强大。

（3）智瑜伽的修持者认为，通过瑜伽学练可以提升生命之气，打开头顶的梵穴轮，让"梵"进入身体，从而获得无上的智慧。

（4）智瑜伽探索世界本源的过程，除了学习瑜伽经典奥义之外，主要是通过各种冥想方法来进行的，在学习和感悟关于世界本源知识的指导下通过冥想来获得智慧。

(六)密宗瑜伽

密宗瑜伽,又称蛇王瑜伽,和其他瑜伽流派相比,密宗瑜伽可能是最神秘的瑜伽。

密宗瑜伽的特点具体分析如下。

(1)密宗瑜伽最常见的修炼方法是驾驭性的能量。它要求修炼者要有极强的控制性的能量,通过男性与女性的合二为一来达到与神的融合和统一。

(2)密宗之所以又称蛇王瑜伽,基于其对人体脉轮的认识和解释。瑜伽哲学认为,人体的尾椎骨("海底轮")蜷曲着一段盘绕成三圈半的脊髓。密宗瑜伽将在人的尾骨附近盘距着一条名叫"昆达利尼"的蛇。昆达利尼证明了人体周身存在 72 000 条气脉、七大梵穴轮、一根主通道和一条休眠的圣蛇。通过瑜伽修持,可以提升生命之气,打通气脉,利用生命之气唤醒圣蛇,让它沿着脊柱向上走,可实现真我自性的觉醒,进而可以最大限度地获得更多的生命能量。

(3)和其他流派的瑜伽习练相比,密宗瑜伽是比较难练习的,在具体的练习过程中存在一定的危险性,初学者练习一定要在教师指导下进行。

(七)语音冥想瑜伽

语音冥想瑜伽(Mantra),又称"咒语瑜伽",是通过在瑜伽练习过程中结合瑜伽特殊的发音来帮助瑜伽练习者进入冥想过程,使身心得到放松。

梵文是瑜伽语言中非常重要的一种,在梵文中,Mantra 一词可以进行拆分理解,"Man"即"心灵","tra"即"引开去",因此 Mantra 的词意,可以引申理解为,通过瑜伽修持和习练,将人的心灵和思想从对世俗的忧思、贪念、欲望等中解放出来,进而在特殊瑜伽的语音引导下,进入瑜伽冥想,得到心灵净化。

语音冥想瑜伽特点具体如下。

（1）语音冥想瑜伽认为,瑜伽的习练过程中,瑜伽者应将注意力集中在瑜伽语音上,不断重复某些声音,大脑的意识状态就会发生改变,通过语音的引导可以实现思想上的顿悟,使瑜伽者摒弃烦恼和恶念,追求真善。

（2）在语音冥想瑜伽的练习过程中,瑜伽者所发出的语音既可以是一个音节,也可以是一个单词,或是一个短语,多次重复语音,进行有节奏的吟唱,以便能够利用该语音声波的震动集中思想和注意力,最终实现身心和谐。

瑜伽运动既是一种哲学,又是使心灵、肉体和精神和谐统一的一种运动方式,即使修持者的身心处于相对稳定、平衡的状态。

在这里需要特别提出的是,人们认为的瑜伽学派属于瑜伽的"官方理论基础",而瑜伽是一种"具体实践知识"。[①] 在瑜伽的发源地印度,并无真正的纯瑜伽学派,瑜伽常常与婆罗门教、印度教、耆那教、密教等宗教合而为一。瑜伽各流派的本质都是促进修持者的身心发展,只是修持的侧重点有所不同而已。此外,面对瑜伽市场上的一些瑜伽新分类,应注意到只是商家的一种营销形式,现代流行的"美体瑜伽""养生瑜伽""能量循环瑜伽"等,这些都不是瑜伽的流派,只是将瑜伽的某些效果以商业化的方式给予的命名。在瑜伽健身市场中,更是有一些商家为了迎合市场的需要,千方百计地打出很多所谓的有氧瑜伽、健美瑜伽、减肥瑜伽等各种旗号,目的是吸引消费者的眼球和好奇心。有故意夸大和神化瑜伽运动健身功效的现象存在。从健身健心的角度来讲,这种错误认识和宣传违背了瑜伽本身崇尚自然,平和内心的健身理论。

---

① 　宋雯．瑜伽教学与实践［M］．北京:北京体育大学出版社,2011.

二、瑜伽的特点

（一）瑜伽的健身特点

这里重点从以下几个方面阐述瑜伽健身特点。

1. 瑜伽健身的广泛性

瑜伽是一种帮助我们协调身体和精神的行之有效的传统科学。任何人，无论性别、年龄、身体素质如何，都可以进行有规律的练习瑜伽，从而达到一个良好的身体状况。

2. 瑜伽健身的有效性

瑜伽有一套从肉体到精神的极其完备的修持方法，它对人体的生理、精神、情感等各个方面都起着良好的作用。具体表现如下。

（1）发展机理

首先，瑜伽练习能够平衡人的神经系统和内分泌系统。长期、科学、正确地进行瑜伽训练，有利于交感神经系统和副交感神经系统的平衡。

其次，瑜伽练习可以在练习过程中的某些体位姿势来促进练习者的肠胃蠕动，还能增强练习者消化液的分泌量，提高肾脏的供血能力等。瑜伽的这些功能有助于改善人体内脏，促进消化系统的良好运转。

最后，瑜伽练习能通过净化血液，调节人的体重，对肥胖者可有效地消除脂肪，对过瘦的人又能平衡饮食、增加体重，能帮助不同人群保持身体健康状态。

总之，瑜伽练习能通过改善人体各种系统的功能来直接或间接影响人体其他系统的功能，从而使整个机体系统达到一种平衡的理想状态。

（2）防治疾病

瑜伽练习能用于预防和治疗各种身心相关的疾病。一些特殊的瑜伽姿势的练习本来就是一种辅助治疗的运动,通过身体的扭转、挤压等姿势,可以实现身体某一部位的集中锻炼,并促进身体气血的运行,进而达到防病、治病的效果。

3. 瑜伽健身的安全性

瑜伽修持的最大特点是它严谨的实践性、科学性和逻辑性。因此,瑜伽健身是一种安全的健身。

首先,瑜伽练习是符合运动生理学的规律和特点的,某些瑜伽练习动作,看似与人体的自然规律相违背,但实际上,瑜伽的练习动作要求缓慢均匀,步骤也比较清晰,所有动作练习都要求练习者结合自身承受情况有效控制,因此不会出现过度扭转和伸展,能有效防止运动损伤,是比较安全的。

其次,瑜伽练习不受专门的场地和器械的限制,只需要环境安静,空气清新就可练习,因此,与其他运动相比来说,瑜伽练习比较方便易行,而且在练习过程中很少使用到存在安全隐患的运动器具,整个练习过程比较安全。

(二)瑜伽的健心特点

1. 融入自然,愉悦心情

对于瑜伽修行者来说,身体是达到瑜伽境界的主要工具,一些瑜伽姿势能够帮助练习者消除一天的疲惫,使身体放松,恢复体力。

此外,瑜伽修持理论强调梵人合一,要求练习者首先要融入大自然,用呼吸之法享受新鲜的空气。在这种自然环境状态下,练习者的各种体式也被有效的施展,使人与自然充分地合而为一,使人身心愉悦。

2. 摒弃杂念，平静心境

瑜伽的修持哲学指出，瑜伽是一种促进练习者心灵升华的修持方法，其核心部分是让人调整自己身体的姿势、呼吸，专注于某一点，从而达到摒弃小我与杂念的目的。在练习过程中，瑜伽要求练习者进行瑜伽练习时把自己的意识专注于一处，从而实现净化自己意识的目的。即瑜伽者在练习瑜伽时需抑制住知觉器官随外界刺激而产生的瞬息变化，在安静的环境和平静的心境下，促发自己内心深处的功能与能量，从而实现自我完善。

因此，在练习瑜伽时，练习者只有将身体的姿势、呼吸、意念的有机结合起来，才能排除杂念，放松大脑，缓解和释放内心的压力和缓解紧张的情绪，从而消除烦恼，达到平衡心境、净化心灵的目的。

3. 改善情绪，平定心态

瑜伽练习可以帮助练习者获得内心的平和，无怒气、无怨言、心态平和，可有效预防和减少由于紧张与忧虑引起的各种身心疾病。

现代社会，处处存在竞争，人们在日常的生活、学习、工作中，面临着来自各方面的压力，生活节奏快，很容易让人产生焦虑、紧张、抑郁等不良情绪。在这种生活背景下，人们的心态和承受力也发生了比较大的转变，身体和心理方面的疾病也随之而来。而瑜伽是一种很好的身、心、灵的休憩和放松。

首先，瑜伽的动作和姿势本身就比较舒缓和轻柔，这种良好的感觉可以使人从紧张、恐惧的情绪中解脱出来，可以有效消除郁闷情绪，提高自信心。

其次，通过一些有规律的瑜伽姿势练习，可以让练习者获得自我身心的一种运动能力提升（如获得最好的灵活性、坚韧性），或者获得身心治愈（消除疲劳和安定神经、辅助治疗胃病和脊椎疾病)的效果。这种身心的休息和能量获取能使瑜伽练习者在面对生活、工作、学习时,始终保持一个良好的身心状态。

(三)瑜伽的功能特点

1. 调节饮食

长期有规律地练习瑜伽,不仅能通过净化血液,调节人的体重,使肥胖者有效地消除脂肪,还有助于身体过瘦的平衡饮食,增加体重,因此能帮助练习者达到自身的健康状态。

2. 健美形体

瑜伽是一种科学的健身运动,它的体式练习与人的机体有很密切的关联,瑜伽的各种姿势可以使身体的各部位肌肉慢慢地伸展开来,有效地防止机体肌肉组织功能下降,并使练习者的肌肉富有弹性,有拉长、拉细肌纤维的作用,同时还有助于消除关节僵硬和肌肉萎缩,使得练习者身体的柔韧性也会随之得到改善。

一般来说,经过一段时间系统的瑜伽练习,练习者的身体柔韧性会有所改善,同时其身体的坚硬部分也能得到有效舒缓,而比较虚弱的地方也变得慢慢强壮起来,从而使身体的每一个部位都得到良好的锻炼,故瑜伽有健美形体的功能,使身形完美。

3. 平衡机体内环境

人是一个完整的生理系统,因此,人体的内分泌腺体的活动状态直接与人的行为、情绪以及心理健康状态紧密相联。如果内分泌腺体失调,人的身心健康也会受到不良的影响。

运动生理学认为,人的自主神经系统直接支配着人的内分泌系统,而瑜伽的练习本身就是对人体的神经系统的调整,那么也就间接地帮助调整人体的内分泌系统,从而防止内分泌失调。例如,瑜伽体式练习中的一些伸、扭、弯、推、挤等动作,可以舒缓、柔和体内神经。瑜伽练习对于人体腺体的轻柔按摩和刺激,可以直接促使它们保持健康的状态,从而防止人体的内分泌失调,平衡机体内环境,强健身心。

4.提高身体自控与调节能力

瑜伽练习可以有效地保持人体的生理功能,对人体的呼吸调整、心率、血压、流汗、体温、新陈代谢的频率以及其他一些重要的机制保持平衡都有很大的好处,有重建人体功能平衡的效果。

第三节 瑜伽与其他运动的区别

瑜伽是一项具有自身完整的运动修持健身和健心理论,并有自身独特的运动健身技能、技巧与方法的运动项目,与其他体育运动有着本质的区别,是一种区别于其他任何运动形式的练习。[①]为了更加全面、直观地了解和认识瑜伽与其他运动的区别,这里通过分析瑜伽与其他运动的区别并以表格的形式进行对比研究。

一、瑜伽与体育锻炼的区别

当前,世界上体育运动项目众多,许多体育运动项目通过对运动负荷的适当调整可以作为体育锻炼的重要内容。

针对一般性的体育运动项目的体育锻炼,瑜伽练习与之具有练习目的、生理影响、行为影响、技术特点、练习效果、适用范围等方面的区别,具体参考表1-3。

---

① 程铁利.探讨瑜伽与其他运动形式区别[J].劳动保障世界,2016(17).

表 1-3　瑜伽练习和体育锻炼的区别[①]

类别	体育锻炼	瑜伽练习
练习目的	强健体魄 改善体型 更关注物质世界 宣泄被抑制的活力	身心平衡 改善健康、平衡系统 更关注精神世界 增加智慧
生理影响	增加随意肌的力量 增强耐力 在锻炼处于快速、加速和重复状态时，主要是白色/黄色肌纤维起作用（白色/黄色肌纤维赋予人体速度、力量、敏捷） 属于休闲娱乐，但消耗能量，锻炼/活动以后，会感到疲劳	增加随意肌和非随意肌的健康状况，同时改善韧带、腱和体内肌的功能 在增强身体耐力的基础上增强承受压力的能力 静态姿势下，主要是红色肌纤维起主要作用（红色肌纤维赋予人体稳健性、灵活性和适应性） 释放能量，使身心重新充满活力，瑜伽练习后，会感到精神振作，身心镇静
行为影响	增强进攻和防御精神 以自己为中心	增加耐力，使之更沉着、镇定 采取自我反省的态度，以人为本
技术特点	重复活动，单调 引发竞争精神 主要使肌肉收缩 动态	主要的活动内容不重复，富有变化 顺其自然的态度 主要使肌肉伸展、放松 静态
练习效果	使静脉血迅速返回，改善葡萄糖容限，降低胆固醇水平，有助于延长寿命 控制肥胖 增强抵抗疾病的能力 在体育锻炼期间，脉搏、血压、心跳加快 对于身体的紊乱是一种补救的方法 增加心肌功能，从而使心脏由于超负荷而紧张 改善呼吸和循环系统的功能 主要用于预防疾病的发生	使静脉血迅速返回，改善葡萄糖容限，降低胆固醇水平，有助于延长寿命 控制肥胖 增强抵抗疾病的能力 在瑜伽练习期间，脉搏、血压、心跳保持稳定，有时减慢 对身心疾病起到补充和辅助治疗的作用 由于采用压力推拿，对心脏起到镇静作用，从而改善心肌的健康状况和功能，改善整个肌体系统的功能，特别是神经系统的功能 可以作为预防和康复治疗的方法

[①]　魏云花．大学瑜伽教程［M］．杭州：浙江大学出版社，2010.

续表

类别	体育锻炼	瑜伽练习
适用范围	频率:不必每天锻炼,但是如果间断,会造成关节疼痛、超重、肌肉松弛等现象 年龄:仅限于某一年龄段 性别:无要求 环境:影响较大 其他辅助设备:要求较多 技能受限制于某种体育锻炼/比赛	频率:最好每天练习,不连续练习瑜伽不会造成严重的负面影响,但是会使练习者不可能再获得练习瑜伽的益处 年龄:无要求 性别:无要求 环境:影响不大 其他辅助设备:较少 在活动中获得技能

二、瑜伽与有氧健美操的区别

瑜伽是一种集智育和体育于一体的修习方法,有氧健美操和瑜伽的健身目的有相似之处,但是二者也有诸多区别,这就使得通过瑜伽、有氧健美操运动练习,会得到不一样的运动效果(表 1-4)。

表 1-4 瑜伽与有氧健美操的区别[①]

类别	有氧健美操	瑜伽
动作特点	内容形式多样 充分动员练习者全身 注重身体姿态 以套路练习为主 旨在提高思维能力、协调性、乐感	体式种类多样,功效各不相同 充分结合静坐、冥想、调息、体式、休息术和清洁法 练习注重安全性和有效性 注重脊柱伸展 旨在恢复体能、洁净身体

---

① 马薇. 有氧健美操与瑜伽的项目特点及运动价值的比较研究[D]. 北京体育大学硕士论文,2014.

续表

类别	有氧健美操	瑜伽
呼吸特点	以胸式呼吸为主,结合动作和音乐节奏调整	呼吸方式相对较全面 自然呼吸 口呼吸 喉呼吸 腹式呼吸 胸式呼吸 完全式呼吸 风箱呼吸 净化呼吸等
音乐特点	与动作配合,音乐节奏多欢快、强劲 通过聆听,可鼓舞练习者,提高锻炼热情,有效缓解疲劳	瑜伽动作柔缓,音乐以柔和、自然的轻音乐或唱诵为主 通过聆听,可缓解紧张和不适,使练习者心情放松、愉悦
饮食特点	锻炼过后,为补充体力,以高热量和高能量的食物为主 注重糖类、蛋白质、维生素和水的补充	瑜伽饮食观重视控制食物摄入量、性质 提倡食用悦性食物 提倡素食养生和"一日断食法",重视通过断食法清洁身体

三、瑜伽与普拉提的区别

普拉提,是"Pilates"的音译,是一种舒缓全身肌肉及提高人体躯干控制能力的运动,其充分融入了西方体育运动对人体肌肉训练的"刚"和东方体育运动强调身心双修的"柔",是一种独特的有氧健身运动。普拉提吸收了古老的瑜伽和太极的动作精髓,集二者之长,动作比瑜伽要简单且易于掌握,运动强度不是特别大,但讲究控制、拉伸、呼吸,对腰、腹、臀等身体部位的塑造有着很好的帮助,能达到修塑体形的作用。

一般认为,瑜伽的动作技能和方法练习要比普拉提的练习更加复杂、具有难度,有人浅显地认为瑜伽是普拉提的"晋级版",但事实并非如此,瑜伽和普拉提是两种完全不同的运动,其具体区别见表1-5。

表 1-5　瑜伽与普拉提的区别①

类别	普拉提	瑜伽
起源与发展	起源于20世纪20年代的德国 2003年传入我国	起源于公元前3 000年的印度 20世纪80年代传入我国
练习方式	动态的,流畅的	以静态为主,动态静态相结合
动作特点	根据肌肉原理设计动作,讲究控制,讲究呼吸和动作的密切配合	动作舒缓、伸展,与呼吸、调息、意念、冥想等相结合
运动原则	强调躯干和"核心部位"是所有运动的起点,强调"核心部位"的力量和稳定性	以运动者自身承受能力为限度,不强求一定达到某种动作标准
呼吸控制	"肋间呼吸","鼻吸口呼" 避免出现屏气,呼、吸气时间尽量使其相同,运动时呼气,静止时吸气	自然呼吸 口呼吸 喉呼吸 腹式呼吸 胸式呼吸 完全式呼吸 风箱式呼吸 净化呼吸等 注重体位、呼吸控制、冥想三位一体
音乐选择	音乐缓慢悠扬,但也可选择节奏明快的音乐	瑜伽唱诵

四、瑜伽与中国传统养生术的区别

作为一种外来文化,瑜伽强调的"梵我一如",与我国传统的道家、儒家等蕴含的"天人合一"思想极为相似,在健身功效方面,

---

① 韩丽,朱成杰.休闲运动普拉提与瑜伽之比较研究[J].边疆经济与文化,2011(12).

瑜伽与我国太极拳及其他导引养生术练习,具有相似的功效。

虽然同样作为东方健身养生术,瑜伽与中国传统养生术还是有着明显的区别的,具体参见表1-6。

表 1-6　瑜伽与中国传统养生术的区别①

类别	中国传统养生术	瑜伽
思想来源	远古人民生存哲学,成书于 2 000 多年前的先秦时期	5 000 年前的古代印度
宗教起源	道教	印度教
最早古代典籍	《黄帝内经》,成书于公元前	《梨俱吠陀》,成书于公元前
哲学理念	天人合一,形意合一	梵我一如
练习方式	动静结合,呼吸自然,身心放松,以肢体运动、呼吸吐纳、舒筋活络	精神专注,身心放松,身心双修
动作方法	意念控制,静坐冥想、养生套路动作	静坐、冥想、体位
健身功效	调整脊椎,增强身体	舒筋活络,强筋健骨,健身防病,益寿延年

第四节　全民健身背景下瑜伽的发展

一、全民健身背景概述

(一)国际背景

健康一直是人类共同追求的目标,从 20 世纪中后期开始,世界大的局势稳定,在体育国际化的影响下,各国纷纷关注本国体育、国民健康发展。

20 世纪 70 年代以后,在工业化和现代化快速发展的影响下,

---

① 刘兰娟．全民健身视域下的瑜伽发展研究[D]．上海体育学院博士论文,2016.

国外发达国家的经济平稳、快速发展,民众的劳动强度和劳动时间大大下降,加上营养过剩和运动不足等原因,发达国家的文明病多发,健康问题被各国高度重视。20世纪80年代开始,各国为了解决本国民众的健康问题,提升国民体质,国际间促进民众健康的交流与合作日益增多。

进入21世纪以后,人们更加关注健康问题,全球性的体育健康氛围已经形成。

(二)国内背景

改革开放以后,我国国内的政治、经济、文化、体育等的发展都有了很大的改变。人民的生产生活方式、社会需求等也发生了很大的改变。

20世纪90年代以来,我国经济快速发展,休闲社会的到来使得人们更加关注体育参与、关注健康,体育运动进入生产活动之外的"休闲",是倡导一种健康、文明、科学的新生活方式。中国共产党十七大报告提出要"广泛开展全民健身运动"。

21世纪以来,我国体育事业发展良好,国民经济持续稳步发展,群众对生活质量有了新的、更高的追求,参与体育健身活动成为人民群众的重要生活需求。《中华人民共和国体育法》《全民健身计划纲要》等政策法规的颁布实施,赋予人们从事体育的权利,人们得以自主选择和充分享受体育所带来的精神享受。

近年来,为了进一步实现国富民强,我国积极发展群众体育,大力推广多元化的体育健身运动,实施全民健身计划。自1995年以来我国全民健身计划已经实施了二十余年。

2014年10月,中共中央国务院颁发《关于加快发展体育产业促进体育消费的若干意见》(以下简称《意见》),全民健身上升为国家战略。

2017年,党和国家领导人在各重要会议和场合都提出,要更加关注民生、关注人民健康。十九大报告指出,过去五年"全民健身和竞技体育全面发展",未来要大力发展全民健身,"人民健康是民族昌盛和国家富强的重要标志。要完善国民健康政策,为人民群众提供全方位全周期健康服务"。

当前,我国群众健身热情高涨,全社会大众健身氛围浓郁。

二、瑜伽与全民健身的契合

(一)全民健身视域下瑜伽可持续发展的理论支持现实需要

自瑜伽传入我国以来就备受关注,现阶段,随着瑜伽文化与表达方式不断得到我国民众的认同,瑜伽的本质与内涵也相应发生了很多改良与精简。[①] 从中国体育发展方式转变过程中,充分发挥瑜伽练习在疾病防治以及健康促进等方面的特色作用,使我国社会大众科学参与瑜伽运动,这对于丰富我国全民健身运动项目,拓宽我国全民健身理论与实践的深度与广度具有重要意义。

(二)瑜伽健身对我国体育产业发展的有效促进

就现代瑜伽被引入中国的时间来看,瑜伽在中国得到广泛传播时间并不长,但是发展速度却很快,我国瑜伽爱好者对瑜伽的追捧也越来越热衷。

目前,瑜伽主要流行于中国的大中城市,如北京、上海、深圳和广州等地。在这些经济比较发达的地区,瑜伽运动开展得较为普遍,专业的瑜伽俱乐部也比较多,多以连锁性质为主,规模并不大。现在中国的各地都有健身俱乐部,其中也都设置了瑜伽课程,专业瑜伽教学人员也日益增多。

根据瑜伽网(www.yujia.com)用户在线统计,全球有 5 亿多人练习瑜伽,中国境内,2015 年瑜伽用户在线交易高达 30 亿人民币。[②] 这足以看出瑜伽的大众参与热情之高,从体育产业发展和

---

① 张兴泉,张宏家,赵厚华. 瑜伽的文化足迹[J]. 沈阳体育学院学报,2007(5):1.
② 刘兰娟. 全民健身视域下的瑜伽发展研究[D]. 上海体育学院博士论文,2016.

经济发展的角度来看,瑜伽对我国体育经济发展的贡献是十分大的。随着越来越多的人接触和加入瑜伽健身行列,我国瑜伽产业市场发展前景广阔。

(三)瑜伽健身对我国体育人口的增长与国民体质改善的促进

瑜伽的健身方式不分性别和年龄的大小,是一种有益身心的老少皆宜的健身项目。瑜伽的功效很多,对身体和心理健康有很好的积极作用,因此瑜伽受到广大人民群众、大学生、都市白领的喜爱。

正是鉴于瑜伽运动良好的健身功效,再加上瑜伽的练习方式和方法比较舒缓温和,以及适合大众化普及等多种特点,越来越多的人选择瑜伽运动。

瑜伽运动作为我国大众健身的一个重要项目,其丰富的健身价值吸引着众多体育运动爱好者的不断加入,这对于扩大我国体育人口和促进我国国民体质改善具有重要的促进作用。

三、全民健身背景下瑜伽的发展

就瑜伽在我国的发展来看,瑜伽的健身魅力使其在我国各地的发展速度都有大幅度提高,在我国的一线城市也处于非常盛行的时期,如北京、上海、深圳等经济发展较快的大城市。另外,一些二线城市,甚至经济发展相对落后的三线城市也都出现了学练瑜伽、经营瑜伽健身俱乐部和瑜伽馆的热潮。瑜伽热潮的不断掀起,促进越来越多专业的瑜伽健身俱乐部和瑜伽馆建立,促进了瑜伽作为一个新兴健身服务产业在我国的发展。当然,也应该看到当前的瑜伽健身市场存在不少问题,如师资问题、收费标准问题、服务质量问题等,对此,应加强瑜伽健身市场监管,加强师资培训、改善设施条件、提高服务水平、成立瑜伽协会、完善瑜伽组织管理机构,以促进大众瑜伽健身参与的良好环境建设。

第二章　瑜伽健身功效

大量的实践表明,经常参加瑜伽健身能有效改善与提高人体的素质,具体表现在瑜伽可以增进人们的身心健康,塑形美体,适合各个年龄段、不同人群锻炼。本章重点分析瑜伽健身对人体各方面的影响,使人们充分认识到参加瑜伽健身的益处,呼吁更多的人加入瑜伽健身队伍中。

第一节　瑜伽的健身功效

瑜伽的健身功效主要体现在人的生理与心理两个方面,可以说经常参加瑜伽锻炼,不仅能增进机体的生理健康,而且还能完善人的心理品质、增进心理健康。

一、瑜伽健身的生理功效

(一)瑜伽健身的生理学基础

1. 生长发育和新陈代谢规律

健身者在参加瑜伽习练的过程中,能充分体现出人体的生命现象和生命活动规律,在生理学上就表现为生长发育和新陈代谢规律。

(1)生长发育

遗传因素在人体的成长发育过程中起着十分重要的作用。

一般来说,人的生理机能、形态结构、运动能力和心理特点等都会受到遗传因素的影响。这种影响主要是通过遗传程序的制约来完成的,它为人的生长发育确定了一个大致的方向和水平。但需要注意的是,这种遗传程序并不是固定不变的,在一定的后天条件下,这种遗传程序也会发生好或者坏的改变。诸多因素会对这种遗传程序产生改变,如体育运动,而作为体育运动项目的一种,瑜伽也是改变这种程序的一种手段。在整个人体生长发育的过程中,人的身体发展呈现出一定的阶段性特点,在不同阶段参加瑜伽锻炼,对人的生命过程和生长发育起着一定的影响,认识到这一规律,人们才能更好地参加瑜伽健身锻炼。

(2)新陈代谢

新陈代谢是指生物体与外界环境通过不断进行物质和能量交换以实现自我更新的过程。由此定义可知,人体新陈代谢的过程主要包括物质代谢和能量代谢两个方面。物质代谢就是指人体与外界环境之间不断进行物质交换的过程,分为同化作用和异化作用两个过程,二者之间是彼此对立和联系的关系。同化作用是指人体将从外界环境中摄取的食物合成自身的成分,并储存能量的过程;异化作用则是人体通过分解自身成分,排除代谢产物,并释放能量的过程。能量代谢是指物质代谢过程中所伴随的能量储存、释放、转移和利用的过程。糖、脂肪和蛋白质是人体进行机体结构建造,并实现组织自我更新的原料,同时也是人体所需能量的重要来源。人们在参加瑜伽健身时,机体的新陈代谢过程会得到加强,在整个运动的过程中,能量的消耗会大大增加,因此坚持参加瑜伽健身能有效提高人体组织细胞内酶系统的适应性,使酶的活性得到提高,从而促进人体的物质代谢过程和能量代谢过程,提高人体各器官系统的功能,这就是瑜伽健身能有效增强人体体质的重要原因。

新陈代谢的作用和意义也非常重大。如果新陈代谢过程停止,那么人的生命活动就失去了意义。在人体新陈代谢的过程中,同化作用和异化作用是相互依存、相互影响的关系,并且在人体不同发育阶段和机体运动能力不同水平阶段呈现出不同的特点。在儿童青少年时期,同化作用占优势,人体内物质合成的速度远大于物质分解的速度,因此人体生长发育较快;成年时期,人体内的同化作用与异化作用基本维持在同一水平线上,新陈代谢比较旺盛,因此人体的精力比较充沛;而在老年时期,人体内的异化作用占优势,人体逐渐走向衰老,老年人体质水平不断下降。人们在参加瑜伽健身时,人体内能量的消耗增加,异化作用占据优势,而在锻炼后的恢复阶段,被消耗的能量物质得到恢复,同化作用占据优势,从而使得人体的物质代谢和能量代谢都有所增加。

2. 运动中的能量供应

(1)运动中的能量供应系统

在瑜伽健身中,人体都需要依靠各种营养物质提供能量来维持运动的进行。人体在运动的过程中,营养物质中的能量在细胞活动中是不能被直接利用的,只能在细胞内通过进行相应的化学反应将能量释放出来,并经过转变和合成的过程,在体内以高能化合物三磷酸腺苷(ATP)的形式进行储存。ATP 主要是由葡萄糖和糖原在细胞内通过分解合成的,它是人体直接的能量来源。一般情况下,主要有以下三种供能系统为人体参与瑜伽健身提供能量。

①ATP-CP 系统

ATP-CP 系统在人体内供能时,ATP 通过分解释放能量,同时 CP 在进行 ATP 的再合成,这个过程非常迅速,过程中不需要氧的参与,也不会产生乳酸,又称为磷酸原系统。但需要注意的是,这一供能系统持续的时间并不长,一般情况下只能维持 8 秒左右,不过由于 ATP 是人体内唯一可直接利用的能源,有着非常高的能量输出功率。

②乳酸能系统(糖酵解系统)

当人的有机体处于缺氧的情况下时,人体所需能量的主要来源由乳酸能系统供应。该供能系统在为人体提高能量时,不需要氧,但会产生大量的乳酸。相关研究表明,人体的乳酸能系统的供能能量可以维持在大约 33 秒。在人体缺氧的情境下,乳酸能系统可以代谢氨基酸、脂肪酸等供能物质而发挥其独特的作用,虽然糖原所能产生的能量相对较少,但可以积少成多,同样能够满足人体参与运动的需要。乳酸是乳酸能系统的代谢产物,它在肌细胞中的大量积累会对 ATP 的合成产生抑制作用,而且会造成肌细胞代谢性酸中毒。此外,乳酸能供能系统的特点还表现为:供能速度较快,维持供能时间也比长。

③有氧氧化系统

一般来说,在氧气供应比较充足的情况下,人体内的葡萄糖会在细胞内经过氧化分解,产生二氧化碳和水,同时释放出大量的能量。对于瑜伽健身者而言,有氧氧化系统的供能能力具有十分重要的作用。人体在开始运动时,主要由糖为人体提供能量,随着运动的进行,脂肪供能的比重会随之增大,除此之外,少量的蛋白质也会参与其中。在很大程度上,有氧代谢供能能力能够反映出一个人的心肺功能和耐力素质情况。要提高有氧氧化系统的供能能力,健身者可以进行较长时的中等或较低强度的匀速跑或较长间距的中速间歇性训练等,这样能有效提高有氧氧化系统机能。

(2)能源物质的消耗与补充原理

人体在运动的过程中,会消耗掉大量的能量,机体正是通过能量物质的消耗来维持的,当人体内的能量物质消耗到一定程度后,就需要有相应的能源进行补充。能源物质的消耗与补充是人体的一种生理循环系统。人体在安静的状态下,机体所需能量几乎一半来源于糖类的分解,一半来源于脂肪。蛋白质是构成人体的基本成分,也可以为细胞提供少量能量。肌肉收缩强度由低到高时,糖利用比例越来越大,脂肪供能比例越来越小;在短时间高强度运动中,ATP 几乎全部由糖分解合成。

人体在运动的过程中,机体所需能量主要由糖和脂肪供应,但由于运动的具体情况以及糖和脂肪的供能情况特点存在着一定的差异,其所消耗的比例也会有一定的不同。一般情况下,糖既可以进行无氧酵解,也可以进行有氧代谢,而脂肪只能进行有氧代谢。

健身者在参与健身锻炼的过程中,要合理地调整自己的膳食结构,逐渐使肌糖原的含量增加,这对于健身者理想健身效果的取得具有重要的意义。

(3)超量恢复原理

超量恢复是指在运动过程中,人体所消耗掉的各种能源物质,在运动后不仅能恢复到原有水平,而且会超过原有水平的现象。

健身者在参加健身锻炼的过程中,运动量的大小是超量恢复强弱的重要影响因素。通常情况下,运动量越大,人体内各器官和肌肉的功能动员就越充分,能量物质的消耗就越多,超量恢复也会越显著。但需要注意的是,运动量不能过大,否则人体就难以承受,从而使得恢复过程延长,会导致机体过度疲劳,不利于健身的顺利进行甚至危害身体健康。而运动量过小,运动机体得不到充分的锻炼,超量恢复的效果就不显著,健身者就无法取得理想的锻炼效果。

总之,超量恢复在一定程度上受到疲劳程度、运动量大小和营养供给等因素的影响。在瑜伽健身中,运用超量恢复理论来指导训练时,需要注意以下三个方面。

①如果运动时间较短,运动强度不大,机体就得不到应有的锻炼,超量恢复不显著。

②健身者在参加锻炼的过程中,要掌握好间歇的时间。间歇时间要合理,不能太长或过短。

③要掌握好两次练习间隔的时间,以健身者的实际情况而定。

(二)瑜伽健身对人体生理健康的影响

1. 瑜伽健身对运动系统的作用

瑜伽动作非常丰富,长期练习能够使人体的肌肉得到慢慢伸展,拉伸肌肉纤维,有效防止肌肉萎缩,增加肌肉弹性。经常参加瑜伽健身锻炼还能使身体的关节灵活性和稳定性增加,增加关节的活动范围和活动幅度,从而改善和提高人体的柔韧性。另外,瑜伽健身还能改善人的形体条件,使人充满自信。

通过瑜伽健身,还能够提高人的平衡能力。人体的平衡能力有两方面的内涵:一方面为人的平衡能力;另一方面则是人体内在的平衡,如人体酸碱的平衡、代谢的平衡等。通过瑜伽练习能够有效维持人体的各项机制的平衡。此外,瑜伽中有很多动作姿势能有针对性地发展人的平衡能力,能有效增强人体的灵活性和平衡感。

2. 瑜伽健身对呼吸系统的作用

大量的实践表明,经常习练瑜伽还能改善和增强人体的呼吸系统机能,使得呼吸肌的力量增强,肺活量增大。

呼吸系统主要由呼吸道和肺两部分构成,在它们的活动下,实现了人体与外界气体的交换,它们为人体的各项生理活动提供必要的氧气供应,同时排出人体生成的二氧化碳。

(1)瑜伽健身中的呼吸

瑜伽健身其中一个非常重要目的就是逐渐实现呼吸方式的重塑,改变人的习惯性的、较浅的呼吸方式。瑜伽健身的呼吸方式能够实现吸气和呼气的平衡,改善人体不健康的呼吸状态,保证呼吸的畅通。

一般来说,瑜伽健身中的呼吸有腹式呼吸、胸式呼吸、口式呼吸、完全呼吸等多种形式,能够有效改善人体的系统功能、增进人体的健康和生命力。同时,瑜伽健身的呼吸方式还能够清洁肺部,消除体内的毒素。

(2)瑜伽健身对呼吸系统的具体作用

在现代生活条件下,现代文明病越来越多,通过瑜伽,再结合一些药物治疗手段,能够使人体得到一定净化,消除这些疾病。大量的实践表明,通过瑜伽练习能够有效排除身体中的一些毒素和杂质,提高人体的免疫力,有效根除和预防呼吸道的相关疾病。总体而言,瑜伽健身对呼吸系统的作用主要体现在以下几个方面。

①改善呼吸方式

瑜伽练习中,呼吸的深度大大增加,还有专门的日常呼吸方法,能够有效优化呼吸的方式。一般在日常生活中,人们的呼吸方式较浅,呼吸频率相对较大,通过瑜伽健身运动练习,能够使得人体的呼吸效率增加,呼吸方式更加有助于人体的健康发展。

②增强呼吸肌的力量

通过瑜伽健身练习,能够有效增强呼吸肌的力量,使呼吸肌更加发达,同时人的胸围增加,提高呼吸的功能。呼吸肌的增强使得人体呼吸的深度增加。据调查表明,一般人的呼吸差约5~8厘米,而经常参加瑜伽锻炼的人,呼吸慢而深,呼吸差可达到9~16厘米。其生理作用在于,肺部能够容纳更多的空气,使人体的气体交换更加充分。

③增大肺活量

在进行瑜伽健身练习时,能够有效扩大胸廓,促进肺组织的生长、发育,增大人体的肺活量。运动健身运动中,有腹式呼吸法,会经常做一些深呼吸运动,增加人体的呼吸量,从而达到增加肺活量的作用。

此外,在瑜伽健身中,健身者还要非常重视合理膳食,合理的膳食能有效改善人体呼吸系统的不良影响。瑜伽的这些呼吸方式以及对练习者饮食习惯的培养能够有效预防和治疗常见的呼吸系统疾病,最终达到强健身心的作用。

3. 瑜伽健身对神经内分泌系统的作用

神经内分泌系统是神经系统与内分泌系统的统称。可以说，神经系统与内分泌系统之间的关系非常密切，神经系统根据人体的状态变化分析相应的物质来保证人体内环境的稳定与平衡。当神经系统受到不恰当的刺激时，会分泌相应的物质对人体进行调节，从而对人体的生理功能造成一定的影响，甚至出现一些疾病现象。通过瑜伽练习可以刺激副交感神经反应，使神经系统得以平静。

生理学认为人体的各种行为、情绪和心理状态都与人体的内分泌具有直接的关系。而通过长期的瑜伽健身，能够有效调节内分泌腺体的活动。经常参加瑜伽健身能够弯、伸、推、扭、挤，可以有效舒缓、柔和体内神经，给予这些腺体充分的刺激。

神经系统对人体的内分泌系统的控制、调节作用是在与其他各器官系统的共同协调下实现的。在不同器官的共同作用下，人体成为一个统一的整体，不断适应着内外界环境的变化。瑜伽健身对人体神经内分泌系统的促进作用主要表现在以下几个方面。

(1)改善中枢神经系统的整合功能

人体的各项活动都是在中枢神经的控制下实现的，神经内分泌系统方面的疾病也多是由于中枢神经系统整合功能紊乱导致的。通过瑜伽健身，能够有效强化和巩固反射中枢之间和反射弧之间各环节联系的建立。瑜伽健身能够使中枢神经的强化和整合功能增强，对大脑皮层功能的改善也具有重要的作用。这能够促使神经系统的灵活性和平衡性增加，使得人表现出一定的动作灵活性、敏捷性和协调性，能够更好地适应工作和生活。

(2)促进脑组织的血液循环

人体大脑虽然占体重的百分比较小，但是其耗氧量却较多。当人体的氧气供应相对不足时，大脑会处于暂时性的缺氧状态，被称为"氧饥饿"。在这种状态下大脑的理解力、记忆力都表现出一定程度的下降，精神也不能很好地集中。

经常参加瑜伽健身能够促进人体血液回流,从而有效改善脑组织的血液循环,保证大脑氧气供应的充足,提高大脑的活动效率。

(3)平衡内分泌系统

瑜伽对人体内分泌的平衡作用主要体现在两个方面。一方面,它能够有效改善中枢神经和身体各器官的机能,使得肾上腺、脑下垂体、甲状腺等腺体能够正常分泌相应的激素;另一方面,瑜伽健身要求健身者要养成良好的生活习惯,这对于人体各器官和系统功能的改善具有非常重要的作用。

与一般药物治疗不同,瑜伽属于一种温和的物理疗法,不会对人体产生副作用。相关研究表明,瑜伽能在一定程度上改善几乎所有的内分泌功能障碍,它通过刺激相应的腺体和器官,矫正其相关功能。

4. 瑜伽健身对消化系统的作用

消化系统由两部分组成,即消化管和消化腺。消化管是有一系列人体器官构成的,包括口腔、咽、食管、胃、小肠(十二指肠、空肠、回肠)和大肠(盲肠、结肠、直肠)等部分。消化腺有大小之分,小消化腺位于消化管各部的管壁内,大消化腺有腮腺、下颌下腺、舌下腺、肝和胰等,不管是大消化腺还是小消化腺,它们均借助导管将相应的分泌物排入消化管中。

消化系统通过分泌相应的物质实现人体对营养物质的消化和吸收,最终为人体的生理活动提供必要的营养和能量。食物在消化管内被分解为小分子物质,然后这些物质进入血液和淋巴液,剩余的残渣通过大肠排出体外。在现代社会背景下,人们出于紧张匆忙的状态,饮食经常不规律,各种消化系统疾病便产生了。当消化系统出现一定的问题之后,人体的新陈代谢功能也会遭到相应的破坏,对人体健康造成重大损害。

经常参加瑜伽健身,能有效提高和改善人体神经系统的功能,而人体的消化器官的各项功能受神经系统的控制,当神经系统的功能得到改善时,其各器官的功能也会得到相应的改善。瑜伽健身的各种姿势练习能够对消化系统功能的改善起到良好的辅助作用。通过瑜伽动作的各种扭转和挤压姿势,可以促进肠胃的蠕动,增强其消化和代谢作用。除此之外,瑜伽健身练习能够对肠胃产生一种特殊的按摩作用。腹肌的过分松弛会造成内脏的下垂,从而造成消化不良和便秘等症状,通过瑜伽健身练习能够有效增加腹肌的力量,缓解和预防这一症状。

5. 瑜伽健身对心血管系统的作用

一般来说,心血管系统主要由心脏、血管和血液共同构成,它们共同实现了人体中营养物质和气体的输送。心脏是血液流动的动力来源,而血管与心脏一起构成了一个封闭的网络,血管遍布全身,血液在其间流动。血液是人体物质循环的重要载体,它将氧气和营养物质输送到身体的各细胞中,并将人体中的二氧化碳和废物等通过一定的方式排出体外。

瑜伽是一项平和的健身运动,它能够有效改善中枢神经对血液循环器官的调节作用。同时,通过瑜伽健身还能够缓解小动脉血管的紧张度,清除血管壁上的积累物,保持血管的弹性和张力,从而使得人体血压保持稳定,预防相应的心血管疾病。

大量的研究与实践还表明,经常参加瑜伽健身还能够增强人的心泵贮备功能。人体在安静状态时表现出相对较低的心率,这是因为心室容积增加和心肌收缩力量增加而使每搏输出量可增加的幅度明显提高的缘故。而瑜伽健身心跳的频率和血压的变化都比一般人小,不易产生疲劳。另外,瑜伽还具有一定的减轻心率不齐症状的作用,对于患有心房纤维颤动的人群来说具有重要的意义。

在习练瑜伽过程中,要求健身者心身合一。具体体现在:要求练习者要保持呼吸、血液、血压的平衡,对心血管系统功能的改善和促进作用较为明显。对于轻度高血压患者,通过相应的瑜伽姿势练习,能够使人心跳平稳,焦虑和压抑症状得到消除,从而能够有效改善人体的血压。对于低血压患者而言,瑜伽的"立肩的姿势"对其恢复效果显著。患有心脏病和动脉硬化等疾病的人,可在进行瑜伽健身的同时,结合相应的药物治疗能够起到很好的作用。

6. 瑜伽健身与生殖泌尿系统

生殖系统是人类产生生殖细胞、分泌性激素以及繁衍后代的器官。生殖腺是成年人性腺的最初形式,出现在子宫内生命的第5周。生殖器官包括主性器官和副性器官两部分。

一般来说,人体的泌尿系统主要由肾脏、输尿管、膀胱和尿道组成,其主要功能是将机体在代谢过程中产生的废弃物输送出体外。人体的废弃物有:营养物质的代谢产物,衰老的细胞形成的废物,以及人体摄入的多余物质。除了上述的功能之外,泌尿系统还能够调节血液中的物质含量以及血液的浓度。泌尿系统的功能正常,则人体电解质和水能够处于平衡状态,保证了人体内环境的稳定。

发展至今,治疗生殖泌尿系统疾病的方法有很多,但这些药物治疗方法对人体都有一定的副作用。而如果患者坚持参加瑜伽健身,则能有效预防和治疗生殖泌尿系统疾病。例如,对于膀胱炎的治疗,可以选择瑜伽"扭转姿势"进行练习,效果较好;还可以通过瑜伽"弓的变形姿势"矫正弯曲的腰椎,这可以有效预防子宫癌的发生。一般认为瑜伽健身练习中的"性能量运行契合法"是一种有效改善泌尿生殖系统机能的重要方法。总之,经常参加瑜伽健身能有效促进生殖泌尿系统的健康。

二、瑜伽健身的心理功效

(一)瑜伽健身的心理学基础

1. 心理定向

心理定向指的是动作开始以前以及完成动作过程中心理的

准备状态和注意的指向性。在体育运动中,心理定向对于运动者动作技术的掌握具有重要的作用。可以说,一个准确的心理定向可以帮助运动者的动作在内容、结构等方面调整得完全符合该项目的技术特点,在头脑中建立和形成正确的动作范式,人体根据这一范式进行行动。

受各种因素的影响,健身者在习练瑜伽的过程中会引导其形成不同的心理定向,而不同的预先心理定向对形成不同的技术特点和技术风格会产生重要的影响,这就是心理定向的重要作用。

2. 运动知觉

运动知觉反映着人脑对外界事物和人体自身运动的状态。它是一种由许多感觉要素构成的复杂知觉,如重力感觉、速度感觉、肌肉感觉、用力感觉等。人脑对外界事物的运动状态的反映是客体运动知觉,人脑对自身运动状态的反映则被称作主体运动知觉。这两种运动知觉在瑜伽运动中各有其独特作用。

在瑜伽健身中,健身者的技术是以运动操作为基础实现的,而准确、协调的运动操作,是以高度分化的运动知觉为基础的。因此,精确分化的运动知觉在运动技术练习中的作用非常重要,良好的运动知觉能够保证各种技术动作的掌握。

3. 情绪

情感是人体对客观事物是否能够满足自己的需要而产生的体验。而情绪则是情感体验过程的具体形式。

情绪对于人们精神状态的保持具有重要的影响,另外它对健身者技术动作的掌握也具有重要的作用,一般来说,良好的情绪可以起到"增力"作用,如能明显地增强人的活动能力,使人体运动能力进一步提高等。而不良的情绪则会起到"减力"的作用,促使健身者注意力不集中、精神萎靡等。

因此,在瑜伽健身中,健身者一定要保持良好的情绪。如果健身者不能带着稳定的情绪去参加瑜伽运动,又不能很好地控制自己,则其很难掌握好动作技能。而倘若其情绪稳定、精神饱满、注意力集中、斗志昂扬,就一定能在瑜伽运动中收获颇多。

4. 意志

意志是人为了实现既定目标而支配自己的行动,并且在行动时自觉克服困难的一个心理过程。

经常参加瑜伽健身,能帮助健身者培养和提高良好的意志品质,而良好的意志品质则对于健身者掌握瑜伽技能,增强身体素质具有重要的影响。

(1)健身者在瑜伽运动中肌肉有时会处于非常高的紧张程度之下,并且需要完成各种不同难度的动作,此时意志努力能够满足完成动作的需要。

(2)健身者在参加瑜伽运动时需要高度集中注意力,在意志努力作用下,克服外部和内部刺激的不良影响。

(3)健身者在参加瑜伽运动时由于机体各系统全面运转,容易导致疲劳,甚至是运动损伤的产生,意志坚强者能够克服由于疲劳和运动损伤而产生的消极情绪,并坚持长期参与瑜伽运动。

(4)瑜伽中某些动作难度较大、危险性高,健身者会产生一定的畏惧心理,而坚强的意志品质则有助于健身者克服这种恐惧感。

5. 注意力

注意力是心理活动对一定对象的选择性指向和集中,是一种心理状态。健身者在参加瑜伽健身时一定要集中注意力,将注意力集中于所做的各个动作上。

经常习练瑜伽,能够使人的大脑进入最佳学习状态,这是因为瑜伽能够使人的大脑细胞更加柔韧,细增进细胞之间的相互联系。大脑细胞之间的联系越紧密人们接受新知识的速度也就越快。同时,习练瑜伽还能有效改善人体脑部血液循环,加快新陈代谢,减轻压力的感觉,所以对于集中注意力的作用非常明显。

(二)瑜伽健身对人体心理健康的影响

1. 瑜伽健身对自我认知能力的提高

自我认知能力,即一个人能够正确地评价和认知自己,自我意识得到加强。而自我认知能力较强则表现为对自我思想和行为的调节和控制能力较强。

经常参加瑜伽健身不仅能够提高人体对各器官和肌肉的调节和控制能力,还能够增强对自我思想和意识的调节和控制,改善和增强人的自信心。经常参加瑜伽习练还能够促进人体感觉和知觉能力的发展,促使人们建立和形成良好的自我意识。

另外,身体自尊也是人的整体自尊的重要方面。一般来说,无论男性还是女性,如果对身体表象不满意,其身体自尊就会变低,并产生不安全感。而通过瑜伽健身,则能改善不良的形体条件,从而有效增强人的身体自尊。此外,健身者在习练瑜伽的过程中要能得到快感和愉悦,陶冶情操,提升心理品质。

2. 瑜伽健身使人获得良好的情绪体验

情绪可以说对人的心理健康具有非常重要的影响,当人处于良好的情绪状态时,就会积极地工作,工作效率相应地就会大大提高;而当情绪低落时,工作起来就会无精打采,导致工作效率的降低。

而人们通过瑜伽健身,不良的情绪就会得到有效改善。瑜伽健身可以改善人的知觉,减轻精神压力,提升自信,增加人的活力。另外,在健身过程中,还能促进人体的脑内啡和血清素等化学物质的释放,而这些化学物质对于人的情绪调节和改善具有重要的影响。

在当今竞争越来越激烈的社会背景下,人们面临着生活、工作等各方面的压力,这样就容易产生不良的情绪,而通过瑜伽健身则能有效减少人们的焦虑、紧张和压抑的情绪,使健身者达到内心的平和,获得良好的情绪体验。

3. 瑜伽健身有利于形成良好的意志品质

人的意志品质主要包括自觉性、自制力、果断性以及顽强、独立等品质,它是人的行为特点的稳定因素的总和。通过相应的体育运动对人的意志品质的形成和培养具有重要的促进作用。而通过瑜伽健身则能培养人们顽强的意志力。

在瑜伽健身过程中,健身者需要达到身心的统一,还需要有效控制自身的情绪,克服主客观方面的阻碍因素,这样才有利于实现健身的效果。在这一过程中,健身者可以养成良好的自控能力,有效提升自己的心理品质。

4. 瑜伽健身有利于消除心理障碍

受学业、工作、生活等压力的影响,人们很少参加体育锻炼活动,长此以往,这一部分人就容易患上抑郁症,出现一定的心理问题,如孤独、失望、焦虑等。为了摆脱这种不健康的心理状态,瑜伽这一健身活动则是很好的选择。

大量的实践表明,瑜伽健身是人们消除心理障碍,解决心理问题的重要手段。通过瑜伽健身,人们可以进行一定的自我控制,加强对自身的敏锐感。瑜伽健身对于长期处于工作压力下的人的心理障碍具有明显的恢复效果,并能够提升其精神的快速自愈能力。另外,由于瑜伽动作相对较为舒缓,因此其适合不同年龄阶段的人习练,有着广泛的群众基础。

瑜伽的呼吸方式非常特别,这些独特的呼吸方式能给人以良好的体验。瑜伽动作有很多,每一个动作运动都有相应的呼吸方式,采用一些独特的呼吸方式进行呼吸,能够在每次吸气时带给人体新的能量,呼气时带走肺底的淤积之气和负面压力。同时,瑜伽轻松撑拉和扭转的练习姿势能有效改善人的形体姿势。

除此之外,瑜伽独特的休息术有助于健身者以最快速、高效的形式进入松弛状态,并带走脑部的压力和情绪的负面影响。因此,通过瑜伽健身,能够有效消除人体的心理障碍,完善人的心理品质。

5. 瑜伽健身有助于智力发展

经常参加瑜伽健身能够有效促进人体对内外界刺激的快速反应能力,增强人体的神经系统功能,从而发展人的智力水平。

（1）消除大脑疲劳

经常参加瑜伽健身,能够使人体运动中枢神经获得兴奋,使大脑得到相应的休息,消除脑力疲劳。

（2）提高脑力劳动效率

经常参加瑜伽健身可以促进人体的血液循环,保证脑部的氧气供应,从而提高大脑的工作效率。同时,当个体所感知的环境要求和他所认为的自我能力之间不平衡时,就会出现应激反应。瑜伽健身可降低肾上腺素受体的数目或敏感性,减少特定的应激源的生理影响,从而提高大脑的工作效率。另外,瑜伽在提高人们脑力劳动效率的同时还能使人获得愉悦的心情,充满自信。

（3）能增强人的集中能力和短期记忆能力

瑜伽要求健身者在运动的过程中保持高度集中的注意力,这有助于人们意识集中能力的培养;同时,瑜伽健身还能通过促进大脑血液和氧气的供应,达到活化大脑的作用。因此,对于有健忘症状的人群来说,瑜伽健身是其治疗和康复的良好选择。

6. 瑜伽健身促进人际关系的和谐

随着现代社会的不断发展,社会竞争越来越激烈,在这样的背景下,人与人之间的关系越来越封闭,彼此之间的情感交流更是严重不足,这非常不利于人们心理健康的发展。

而上瑜伽课,则能促进不同人群之间的交流,有助于人际关系的培养。瑜伽能使健身者有效抵制不良的情绪,养成积极乐观的心理状态,能够展现出更好的包容心,有助于促进人与人之间更好地交流与合作,促进人与人之间的和谐相处。

总体来说，长期参加瑜伽健身，能有效改善人的情绪、认知能力、智力和意志品质。同时，它还能够促进人际关系的改善，培养人的优雅气质和自信心，提升人的心理健康水平。

第二节　瑜伽的塑形美体功效

塑形美体是瑜伽重要的功效，这在一开始就已经达成了重要的共识。本节就重点研究瑜伽的塑形美体功效具体体现在哪些方面。

一、瑜伽塑形瘦身原理

（一）瑜伽的呼吸瘦身原理

呼吸法是瑜伽重要的内容，一般情况下，瑜伽的呼吸比日常的呼吸更为深长，为人体提供了大量的氧气，促进了血液循环，使人们保持充足的活力。

瑜伽呼吸法所提倡的呼吸较为平静，这就使得大脑皮层的兴奋性较低，能够很好地抑制人体器官对食物的渴望，起到有效的调节作用，避免过量饮食。人们在服用减肥药物的过程中，其药物成分能够作用于人的摄食中枢，使得饱食中枢神经的兴奋性降低，从而使人的食欲降低。但是，减肥药物具有一定的副作用，影响人体的健康，而瑜伽呼吸法则没有副作用。另外，随着呼吸的进行会使肠胃蠕动的功能增强，能有效防止便秘，起到了缓解药物的作用。瑜伽健身运动中，一些特殊的呼吸方法能够有效促进腹部肌肉的运动，从而更多地消耗腹部的脂肪，达到瘦身的目的。

（二）瑜伽的体位瘦身原理

瑜伽属于一种全身性的运动，经常参加瑜伽练习能有效活动身体各部分的肌群,从而有效避免因肌群负担过重而导致的各种弊病。在瑜伽健身过程中,健身者身体各个部位的脂肪都能够得到一定程度的消耗,从而达到瘦身的效果。

在瑜伽健身中,瑜伽缓慢而持续的拉伸动作能使主动肌对抗肌间等长收缩,收缩张力小,速度慢。由此可见,长期练习瑜伽可引起肌肉适应身体总体的变化效应,从而使肌肉体积变小,在总体上就会呈现出明显的瘦身效果。通常情况下,瑜伽健身以有氧代谢为主,机体产生的乳酸较少,习练者能够长时间进行练习,从而消耗掉体能大量的热量,达到减肥瘦身的目的。

(三)瑜伽的冥想瘦身原理

相关研究和实践表明,瑜伽冥想能提高人体的神经系统功能。瑜伽冥想达到一定状态后可以在一定程度上改变人体的机能。冥想时人的呼吸频率会下降,血压也会下降,血氧饱和度会升高,使大脑和内脏进入休息状态,引发体内基因消耗体内的脂肪和能量,从而产生减肥瘦身的效果。

二、瑜伽健身的瘦身效果

瑜伽属于一种良好的修身养性的方法,它能培养人们乐观和满足的精神。它通过教授修炼者如何挖掘出自身体内的能量储备,从而达到由内至外地散发健康和快乐的瑜伽气质。可以说,瑜伽是从修身和修心两个方面来达到瘦身的目的。

(一)通过瑜伽姿势对身体的影响达到瘦身效果

1. 习练瑜伽对人体内分泌腺的影响

人体不同器官的腺体分泌荷尔蒙到人体不同的器官,控制身体的消化作用、身体的活力、身体的水分等。当腺体的分泌作用正常时,人就处于身体健康的状态。而当任一腺体功能失常时,也就是分泌作用不平衡时,便会导致身体异常。瑜伽动作(如蹲式扭转、眼镜蛇式扭转)能促进或抑制各腺体的分泌,使消化系统充满活力,促进体内食物热量的消耗。

2. 瑜伽练习消耗人体体能

瑜伽动作的扭转或弯曲姿势,通常需停顿相当一段时间,在这段时间中,给身体施加压力的同时,会消耗大量的热量,长期练习瑜伽不仅能矫正身姿,更能起到瘦身的效果。

3. 瑜伽练习对饮食的控制

瑜伽养生观认为人们所食用的食物决定了人体的健康,饮食方式能在很大程度上影响人们的生活。瑜伽所提倡的素食养生和"一日断食法"不仅能清理体内的毒素、修复受损的器官和组织,同时还能达到瘦身的效果。

(二)通过瑜伽修持对心境的影响达到瘦身效果

对于瑜伽修炼者来说,身体是达到瑜伽境界的主要工具。瑜伽练习一方面可以锻炼身体的每一个部位,使肌肉、关节以及脊柱和整个骨骼系统保持充满活力的状态;另一方面,瑜伽能够锻炼人体的内脏和神经系统,使全身各系统保持协调,使人心态平和、明心见性。

瑜伽的体位练习能使身体各机能有效地运转,使心灵获得宁静,瑜伽呼吸法能有效地控制意念,能有效控制饮食,同时还能修身养性,达到瘦身的效果。

三、瑜伽健身的美体功效

(一)形体可塑性的理论依据

一般来说,人体骨骼、肌肉和皮下脂肪等的内部构成成分并不是一成不变的,通过瑜伽健身,能够使得这些组织的内部成分结构向着合理方向变化,从而达到美体的功效。

1. 肌肉的可塑性

人体的肌肉通过力量训练,可以使肌肉的生理横断面增加,肌纤维增粗,肌肉块增大;如果肌肉长时间承受的拉力不够,肌肉的生理横断面就会减小,肌纤维变细,肌肉块缩小或变得结实。另外,青少年的肌肉可塑性较大,肌纤维较细,间质组织相对较多,肌腱宽而短,肌肉中所含水分较多,蛋白质、脂肪、糖和无机盐较少。通过训练,可使某些部位的肌肉增粗、发达,使肢体的线条更加流畅,从而达到理想中的塑身效果。

2. 骨骼的可塑性

和人体的其他器官一样,骨骼也在经常不断地进行新陈代谢,而且会受到许多因素的影响,当体内环境或外界环境发生变化时,结构上也会发生改变。骨骼有两种生长方式。

(1)膜内成骨

膜内成骨,是直接从胚性结缔组织膜内形成骨组织。通过骨化,成为骨质,膜下的成骨细胞不断产生新的骨质,使骨逐渐加厚,促进骨折后的愈合和再生。

(2)软骨内成骨

软骨内成骨,即在软骨逐渐被破坏的基础上缓慢形成骨组织。人在成年以前长骨的两端称为骨骺,有一层骺软骨,这层骺软骨不断生长、不断骨化使长骨逐渐变长,人就不断长高。直到20~25岁时,软骨完全骨化,人就停止长高。

骨骼也和肌肉一样遵循"用进废退"的基本原理,经常使用,会促进功能的增强;不经常使用,会使原有的功能衰退。如经常进行体育锻炼,使骨骼受到纵向的压力和适当的冲击力,会使骨骼摄入的钙离子增加,骨密质增厚,促进骨骼的生长,使骨增长、增粗。

应重视骨骼的可塑性,并对该特点加以充分利用,通过正确、合理的形体训练,让骨骼朝着有利的方向生长,使骨骼更加修长、挺拔,使人体各部分的骨骼比例更加理想,通过骨骼的重塑来达到形体的重塑,实现美体目的。

3. 皮下脂肪的可塑性

人体的脂肪组织主要由脂肪细胞和少量细胞间胶原物质组成。体内的脂肪主要分布在皮下组织、内脏器官的周围、腹部网膜上。皮下组织是体内脂肪最大的储存场所。

与肌肉、骨骼相比,皮下脂肪具有更大的可塑性。如果摄入的能量过多,在体内积累,转化成脂肪,大部分会储存在皮下,皮下脂肪增厚,导致肢体围度增加;如果加强锻炼,增加体力活动,再通过适当的训练,使体内的能量消耗大于能量摄入,产生能量负平衡,皮下脂肪的储存量就会减少。

由此可见,经常参加瑜伽健身可以使肌肉线条更加流畅,骨骼更加挺拔,皮下脂肪储存减少。通过这三个方面的变化,才使人体的外形得以改变,从而达到美体的功效。

(二)瑜伽的美体功效

1. 瑜伽体位的美体功效

瑜伽体位练习非常特殊,健身者通过特定姿势的练习,可以充分利用呼吸和冥想来感受这一部位,让身体的肌肉拉长,促进血液循环,加速脂肪的燃烧,起到塑形美体的功效。

2. 瑜伽调息的美体功效

瑜伽的调息不仅能有效地调整呼吸,还能有节奏、有意识地扩展呼吸器官。瑜伽的呼吸通过横膈膜对人体内脏的按摩作用,能消除人体腰腹部多余的脂肪;同时,瑜伽特有的呼吸法还能排出体内的废气和毒气,促进人体的新陈代谢,从而达到美体的功效。

3. 瑜伽冥想的美体功效

通过瑜伽冥想,还能带给人们身心愉悦、放松的状态。人们在心情愉快的状态下进行健身,更容易获得理想的健身效果。由于瑜伽的冥想更多的是从精神的角度来改变人的生活方式和生活状态,因此就更能获得美体的功效。

4. 瑜伽饮食的美体功效

一般来说,瑜伽饮食的美体原理主要体现在以下两个方面。

第一,瑜伽素食养生能有效减少食物热量的吸收,素食中的纤维比例小、体积大,能使人产生较强的饱腹感;同时,素食提倡水果和蔬菜的摄入,是塑身美体的饮食选择。

第二,瑜伽禁食法,通过改变饮食结构来改变人的生活方式,清理体内垃圾,虽然这种方法跟美体没有直接的关系,但却能促使人们良好生活习惯的养成,客观上促进了美体的养成。

第三节　不同人群瑜伽健身受益分析

瑜伽健身适合不同性别、不同年龄的人群参与,经常习练瑜伽,对人的身心发展具有重要的作用。下面主要探讨不同人群瑜伽健身的效果。

一、男性与瑜伽健身

(一)男性身心健康问题

目前,我国早已步入老龄化社会阶段,作为一家之主,在两个家庭沉重的生活压力下,很多男性面临着巨大的压力。在巨大的生活压力下,很多男性都在严重透支自身的健康状态,大多时候都处于高度精神紧张的状态,有些甚至出现了一些心理和生理上的疾病,这主要表现在以下几个方面。

(1)在激烈的社会竞争条件下,人们长期伏案工作,造成腰酸背痛,背部僵硬的症状,有的甚至出现前列腺疾病。胸部得不到充分扩展,心肺功能也得不到正常的发挥,使得患病的概率大大增加。

(2)人们长期伏案工作,往往会使头处于前屈的状态,颈部血管会因此而受到轻度的压迫,从而限制了流向脑部的血流量,造成大脑供氧和营养供应不足,易引起头昏、乏力、嗜睡、记忆力减退等症状,长期的精力不足严重影响男性的身心健康。

(3)男性长期在外用餐,缺乏必要的运动,肚子会凸起、发福,不利于身体健康。

(4)在生活的压力下,男性还容易出现失眠、脱发等现象。

(5)高血压、高胆固醇等疾病损害男性的身体健康。

(二)男性习练瑜伽的益处

面对众多的身心问题,众多男性都希望通过参加一定的运动健身来减轻这些症状。而瑜伽则是一种很好的健身手段。

男性经常习练瑜伽,可以有效舒缓和治愈心理各方面的问题,如紧张、压抑和烦恼等;同时对改善心血管疾病、前列腺疾病等也有重要的作用。另外,通过练习瑜伽还能够增强男性的生理机能,使他们以更好的状态去面对生活,进而更加有益于身心健康。

二、女性与瑜伽健身

(一)女性身心健康问题

在现代社会竞争日益激烈的条件下,女性也面临较大的压力。在青少年时期她们努力学习文化知识；在毕业之后，忙于适应职场环境的变化；而在结婚后，她们又要担负起家庭的重任，这种节奏使得女性也难以应付，长此以往就会出现各种身心健康问题。

面对重多压力，许多女性疲于应对工作和生活，各种身心疾病也侵袭而来，这主要表现在以下几个方面。

（1）在月经期间，女性会出现下腹不适、乳房胀痛等不良症状。

（2）长时间的坐立，从而造成习惯性的含胸，另外久坐还会引发痔疮，造成坐骨神经痛等病症。

（3）在怀孕期间患有一定的焦虑症状，害怕产期的来临。

（4）在生产之后，会有一定的形体方面的改变，从而造成一定的心理负担。

（5）在更年期时，产生焦躁不安的状况。

（6）面对生活的压力，容易精神紧张，失眠多梦，出现早衰症状。

（二）女性习练瑜伽的益处

为了预防和减轻不良的症状，瑜伽是一种很好的修身养性的方式，受到女性朋友的欢迎。通过健身瑜伽中的一些姿势练习，不但能够使广大年轻的女性保持苗条的身材，还能够使女性身体内部的生理结构也达到最大程度的改善。对于孕妇而言，通过瑜伽锻炼能够使孕妇更加顺利地生产，并能够使其在生产之后保持更好的身材；在哺乳期，还能够消除其体内多余的脂肪，塑造美好形体。因此，瑜伽对于女性健身来说是一个很好的选择。

大量的实践表明，女性通过瑜伽健身，能够有效消除在月经时的疼痛症状，使女性面部保持健康红润，有效消除皱纹并延缓衰老，延缓女性的更年期。另外经常习练瑜伽，不但能够塑造女性完美的形体，还能有效增强其心肺功能，促进身体素质全面发展。

三、青少年与瑜伽健身

(一)青少年身心健康问题

在现代社会就业压力不断加大的形势下,青少年学生面临着较大的学习压力,这对他们的生理和心理都构成了一定的威胁。具体表现在以下几个方面。

(1)长期的埋头学习,造成青少年学生胸闷、心慌,还造成便秘的症状。

(2)青少年长时间看书,容易造成视力的下降,据调查显示,我国有很大一部分学生都存在不同程度的近视症状。

(3)随着生活水平的不断改善,很多青少年学生表现出一定的营养过剩,再加上缺乏锻炼,导致出现身体肥胖的现象。

(4)学生学习压力过重,长时间用脑,容易造成脑部的间歇性缺氧,甚至有学生出现昏厥的症状。

(5)由于饮食的不规律,导致出现消化不良、肠胃不适等症状。

(6)长期缺乏锻炼造成体质下降,出现各种身心疾病。

(二)青少年习练瑜伽的益处

对于青少年学生而言,经常习练瑜伽也能有效改善其身心发展状况。通过瑜伽健身,不但能够舒缓其学习的压力,还能够促进其大脑疲劳的恢复,提高其学习的注意力,经常习练瑜伽,还能增强其心肺功能,促使其获得身心健康发展。

四、老年人与瑜伽健身

(一)老年人身心健康问题

在现代社会快速发展的背景下,人们的生活质量得到了明显的改善和提高,寿命也得到延长。但是,在我国步入老龄化社会后,老年人的身体素质呈下降趋势,各项器官的生理机能也逐渐降低,一些不良症状便应运而生。总体而言,老年人的身心健康问题主要表现在以下几个方面。

(1)有些老年人通常会感到不安、烦恼,心理状况较差;而有些老年人还伴有心悸、心慌、心惊等症状。

(2)随着老年人身体机能的衰退,老年人时常会出现手脚麻木和腰酸腿疼、高血压及心律不齐等症状。

(3)有些老年人体质下降、多病,并经常性地出现头昏目眩。

(4)随着人体大脑机能的衰退,很多老年人会出现健忘、失眠、多梦等症状。

(5)糖尿病、便秘、痔疮等也是老年人常见病。

(二)老年人习练瑜伽的益处

老年人在发生以上这些症状时,通过药物治疗其效果并不是很明显,而且还有一定的副作用。因此,很多老年人都希望借助相应的健身运动来提高加强身体的锻炼,延缓机体的衰老。通过练习瑜伽,能够有效发展其平衡、柔韧以及协调能力,使老年人达到益寿延年的目的。

受传统观念和思想的影响,老年人一般都比较难接受新鲜的事物,因此,习练瑜伽就需要老年人充分了解自己,并积极学习和接受新的知识、学习外界新的变化。通过加强自身的学习,保持与外界的接触能够促进身心的发展。另外,老年人还应该与自然环境接触,体会身在自然的宁静与和谐。

综上所述,不管是什么年龄、什么性别的人群,都能通过习练瑜伽来达到增进身心健康的目的。通过习练瑜伽不但能够增强自己的身体素质,同时还能使人的心态平静自然,从而达到身心和谐统一的状态,促进身心的健康发展。

第三章 瑜伽健身智慧

发展至今,瑜伽已经成为现代许多人休闲养生的重要选择。瑜伽对人的身心双重方面的健康促进已经得到了普遍验证,具有十足的科学性。实际上,瑜伽本身拥有非常丰富的文化内涵,其中就包括众多的健身智慧。本章就重点对瑜伽健身智慧进行研究,分析了瑜伽的健身观、哲学含义,并且对瑜伽中的人体脉轮说进行了探索。

第一节 瑜伽健身观

瑜伽是一项运动,同时也是一门实践性科学。瑜伽可以使人的躯体、心灵和灵魂得到和谐发展,是人们在体质、精神、道德和心灵方面的修行锻炼的保健方法。瑜伽中的动作均具有陶冶身心的作用,能够让多个年龄段的练习者获得良好运动体验。

从精神上,瑜伽强调和谐和博爱,关注生命的状态,强调人从一切不健康的精神状态中解放出来。鉴于此,本人认为瑜伽的健身观应该包括三个部分:一个是"梵我一如"的整体观;一个是以"气"为基础的生命本质观;还有一个是生生不息的运动观。

第二节　瑜伽的哲学含义

一、瑜伽的历史及哲学

实际上,在史前就已经出现了类似瑜伽的活动,这项活动在古代密宗文明时期得到缓慢发展。这里所说的古代密宗文明时期主要是指印度社会,那时期印度圣哲从自然界的万象轮回中得到了灵感,认为作为个体的人如果想要获得纯粹的自由,就需要摆脱世俗中的尘世眷恋与负累,而这种摆脱应该是一种主观上的行为。掌握这种技能,就需要首先意识到人类身心对自然感受的局限性,是一种不完全的感受,然后就要用各种方式来打破这种限制,从而可以将人的自身意识提升到更高的境界上。如此一来,在长期的演变中就逐渐留存了一些有效的方法被代代相传直到今天,并在今天发挥着其更大的作用。

扩张和解放是密教圣书中解释的最重要的两层涵义。在密宗哲学中,将人的身体作为一种通往内心圣堂的大门,肉体的实体存在是内在意识扩张的基础,从而能够在体内释放充分的能量。

"瑜伽"一词的正式出现应该追溯到4 000多年前的密教梵语圣歌和赞美诗中,此后在《吠陀经》中也有提到这个词。之后,对于瑜伽也有了更加清晰的定义,而记录这些语言的是《奥义书》,《奥义书》是《吠陀经》的最后部分,也是印度六大哲学体系之一——"吠檀多"的基础。虽然这些《奥义书》揭示的精神教义有所区别,但本质基本相同,即都认为每个人不会是孤独的,每个人的内心深处都拥有属于自身的灵魂。而这就是瑜伽哲学的历史基础之一。

瑜伽的种类有很多,其中就包括阿斯汤加瑜伽。《奥义书》最早介绍了这种瑜伽的起源,不过该文献主要还是对练习者进行灵感上的指导,而不是身体练习上的指导。对于人的灵感上的指导较为深奥,富有极强的启示性,这使得瑜伽练习者明白瑜伽练习只是一种形式,而更重要的练习则是对心灵境界的提升。

圣哲帕坦迦利《瑜伽经》的问世改变了这种情况,在《吠陀经》和《奥义书》的基础上,帕坦迦利将前人的经验进行总结,并把流传下来的瑜伽修行法系统归类,写成了《瑜伽经》。《瑜伽经》一书内容丰富全面、富含哲理,被公认为是瑜伽方面最重要的论著之一。在该书中,帕坦迦利为有志于修行瑜伽的人介绍了瑜伽的八支分法结构,他认为,按照这八个步骤进行连贯练习,瑜伽学练者就能获得思想的解放和顿悟。此外,《瑜伽经》的出现,也为现代瑜伽的训练提供了最根本的思想基础。

阿斯汤加瑜伽的八支分法各支法的基本哲学含义,主要有以下内容。

(一)五持戒

五持戒,是指人的道德和伦理方面的自制,这可以通过下列五点展现。

(1)不杀生:对事物采取非暴力的应对方式,不杀生和伤害生灵。非暴力是一种境界,是一种充满对世界万物的同情和怜爱的生活态度。

(2)不偷盗:要求为摆脱占有欲与私心。

(3)不妄语:要求为人的心灵诚实,道德水准高。

(4)不贪婪:要求人要戒贪欲、不攀比、坦然生活、慷慨大方。

(5)不纵欲:要求人要懂得节欲,对万事万物都要有所克制。

(二)五遵行

五遵行主要修炼人的内心,达到一种诚实、正直的状态。五遵行的具体内容如下。

（1）洁净：洁净的内容包括身、心、灵、环境的洁净。

（2）苦行：人要朝着内心明确的目标和方向前进，为此付出所有努力，如此能够获得一种身心两方面的修行。

（3）知足：不攀比，听从内心对世界的真实理解，满足现状，培养内心的快乐，快乐由内而生。

（4）自省：在学习知识的同时更要进行对自我的学习，发掘真我、了解本我，基于自身以准确的定位。

（5）敬神：尊重和敬畏神，自己的一切都是神所赐予的，以求得自我的净化。

（三）体位法

体位，是身体姿势的艺术。瑜伽中拥有数量众多的体位，这些繁简各异的体位法不仅可以通过加速体内能量流动来塑造体形，而且还可以使心灵的浮躁情绪得到平定。此外，准确练习瑜伽体位还有助于瑜伽学练者发现自身身体柔韧素质方面的不足，提高练习者对自己身体的认识。

（四）呼吸法

呼吸法（Pranayama）是调节呼吸的方法。"Prana"是指呼吸中所蕴含的生命能量。在梵语中"Ayama"是"扩展""延伸"的意思。因此，"Pranayama"就是指通过对呼吸的调控来扩张生命能量。在瑜伽学练中，静听自己的呼吸就能体会到静默的神韵，获得平和的心态。

（五）制感法

制感法就是感官上的收敛。从古经文中可以发现相关的记载为整个宙存在于人体内，那么快乐的根本也必定在人的内心中。因此，人们要想获得快乐，完全可以通过激发自身内在的快乐源泉来得到满足。而如果错误地认为只有通过外在的索取才能获得快乐，那么这种快乐注定不会长久，或者根本无法得到满足。所以,在一些特定姿势的练习下,就可以尽量将人们的自省和制感诱发出来,从而更好地了解自我所需、快乐所在,否则将会永远沉沦在索取和无尽的欲望之中。

(六)执持法

执持法是指能够集中的精神,其方式较为多样,如可以完全专注于与身体活动相协调一致的呼吸气流上,或是将注意力放在一直燃烧的蜡烛火苗上,或是放在摆动的圆球上。方法虽多,但目的只有一个,那就是通过执持法来增强心智,聚集精神能量。这也是瑜伽练习者要进入到冥想状态前的最重要的准备环节。

(七)入定法

入定法是通过单向的心神流动或集中注意力,在初始的引导阶段后开始进入冥想状态。冥想是一种绝对状态,它带来的效果是可以绕过大脑意识与最纯粹的本我交流的状态,此外还可以扩张人的个体意识核心,并与无限的宇宙意识联系起来。

(八)三摩地

三摩地是指开悟,这是瑜伽的终极境界。三摩地使前七个分支在这里达到了顶峰状态。可以说,这个阶段不是所有流程中的一项,它不是开始,也不是过程,更不只是结尾,它超越了时间。这个状态是一种完全的解放,是一种无所欲、无所求的极乐状态。这种状态使个体的一切融为一体。

通过对上述八大分支法的分析,可以知道瑜伽学练者要想学会这些并结合运用于修炼,就需要有体位法和呼吸法的练习,同时又要做好如五持戒、五遵行、制感法等其他几个部分的练习。实际上,这些练习法在生活的方方面面问题解决中也有一定的价值,如果练习者能够对这些方法内容融会贯通,才能称得上是真正理解了瑜伽的修炼奥秘。

二、瑜伽的康体练习及哲学

（一）不可自以为是病人

在日常生活中，人的身体难免会出现各种消极因素，这些因素使人有不适感，容易让自身以为是生病了。而实际上，此时自以为生病的人只是受消极观念与体歪体癖的缠绕状态的影响，并非真的处于疾病状态之中。而如此认为的话，就使这些人忽视了生命本身所具有的恢复力。

当然瑜伽的康体哲学并非是人生病后不去医治，如果真的患有疾病了，必须及时接受治疗。这里所说的情况是非疾病状态，此时自认为生病的人自己先营造了一个消极的心理状态，整个身心都被这种思维所支配，所以一切作用于病的倾向也就产生了。如此久而久之，即使没有生病也会真的生病。

（二）正确认识疾病

前面就曾提到人体在一些时候会感到一些不适感，但这并非疾病。它只是平衡回复运动，是维持健康的活动体现，是内在治疗力的活跃姿态。

这种不适感的产生更多是生活方式的不合理导致的。要想解决这个问题，就必须要从生活方式上入手，找寻不合理生活的源头。如果因为这些异常而导致身心过度紧张，只想急切地消除疾病状态，久而久之，身体就会因此变得更加不适。实践中可知，只要及时认识到问题所在，对问题予以解决，一般情况下都能快速消除消极元素，使身体内部重新回到平衡的状态中。

（三）矫正身体的不均衡，是消除疾病的法宝

生活中很多人都认为自身的体质较差，经常被小病袭扰。但事实上，这些疾病的产生更多是自己制造的，是一种思维上的疾

病导致的。

生活本就是千变万化的,较少出现绝对相似的生活,即便生活作息相同,每一天也会有所差别。此外,人体食物营养的偏差、饮食及排泄的不正常、呼吸姿势的不正确、荷尔蒙分泌的不正常等也都可以是造成疾病的根源。为此,身体的平衡状态被打乱就显得非常正常。身体平衡一旦被破坏,各种神经体统也会随之失衡,从而产生了疾病感。如果人们在生活中多关注一下这些方面,及时地对可能导致身体不平衡的因素进行矫治,身体就能保持良好的均衡状态,最大化地避免疾病的发生。

（四）正确的治病法

治疗疾病的方法多种多样,但应尽量避免使用化学方法进行治疗。这是因为在做化疗的同时也对身体的整体健康有较大的伤害。如果出现不适症状,首先应该以积极的心态应对,参悟人体内自有治疗之力而施展治疗。正确的治疗法,是一种使生活正常、调节刺激、唤起内在的力量,从而使之自然痊愈的方法。这实际上是提倡以一种自然的、物理的疗法进行医治。

第三节　瑜伽的人体脉轮说

一、修炼脉轮

古代东方的圣贤发现人体中存在某些能量的中心,他们称之为"脉轮"。脉轮系统在现代理疗方法中发挥着重要的作用。七个主要脉轮就像七个人口,带领我们通向不同的意识状态。脉轮系统微妙的平衡支配着我们的健康。

（一）平衡脉轮系统

脉轮系统是一个复杂的整体,各个脉轮相互联系。尽管脉轮有主次之分,但每一个脉轮都好比是机器中的一个齿轮。一旦某一脉轮的运动发生改变,整个系统就随之变化。当各个脉轮各司其职、和谐运动时,能量就会有效流动。但若某一个脉轮受到破坏不能正常发挥功能时,就必然给相邻的脉轮带来压力,导致其不能正常活动。

系统中某一脉轮的运动一旦失衡,就会停滞于某个不当的活动状态上,此时这一脉轮会出现能量供应不足或过度活动的情况。出现此类情况时,系统中其他脉轮就不得不相应地改变自身原先的能量水平。这说明整个系统需要在同一个能量水平上活动,这样各个脉轮之间才能正常地相互作用。

1. 整体平衡

脉轮系统和人体的其他部分一样,随着外界环境的变化而作出反应。在某些情况下,某一个特定的脉轮会发挥较大的功能,但此时它的活动仍然保持平衡的状态,系统活动的各项参数也都保持正常。

不同的工作和生活方式需要不同领域的专长,脉轮体系的动力也需随之调整。例如,演唱家通常需要具有特别活跃的喉轮以保持嗓子的健康;同时心轮也需要保持充足的能量,这样歌手才能产生深刻的感知、情感的共鸣,才能充分地投入到演唱中去。敏锐的观察者可以发觉歌手的心轮和喉轮两处存在着大量的活动。只有当某一处汇聚的能量过多时,身体才会开始出现问题,往往是从先天较虚弱的部位开始,过去囤积的压力或当前的过度劳累都是可能的诱因。

脉轮系统的运转随着一个人所从事活动的变化而变化。思考与做饭所需的能量种类不同;演奏乐器与倾听交响乐所需的技能不同;试图摆脱压力与欣赏宁静的日落时所调动的身体资源也不尽相同。但是当一个人背负着种种压力时,脉轮系统却无法随其所从事活动的变化而发生变化,而是停滞在同一个运转模式,此时身体就会出现问题。

在我们的一生中,各种各样的压力,无论是体能上的过度劳累还是精神上的紧张,都会在我们的身体系统中慢慢累积起来。这些压力就像落入齿轮装置中的沙砾一样使脉轮系统的运转变得不顺畅。有时,囤积过多的压力会像扳手扳动齿轮装置一样使整个脉轮系统濒于崩溃。

2. 考虑事项

在学习本书或其他书中所提到的脉轮系统的失衡症状时,不要对你自己的健康状态感到灰心丧气,这一点很重要。我们大多数人体内的脉轮运转都会有过分活跃或极度消极的时候,重要的是我们要认清自己一生中所呈现出的总体趋势。一旦认清了自己身体的总体状态,就能明确练习的起点,开始做出必要的改变。

体能平衡技巧能极大地帮助我们解除精神方面的压力。通过精神想象,身体在每一天都会产生积极的变化。所以对于那些你认为最有益处、最适合你自己日常生活的平衡技巧,要坚持练习。

许多传统的精神疗养体系都考虑到不同人之间生活方式的差异,提供不同类型的练习以满足不同人的需要。今天,世界各地已有的脉轮平衡技巧种类纷繁,这对我们来说是件幸事。即使是最为忙碌的人,也能够找到适合自己忙碌生活的平衡技巧,也能通过充足的练习削减压力、防止脉轮系统因不堪重负而出现健康问题。我们唯一需要做的就是抽出一点点时间,全身心地投入到自我恢复这一过程中去,这在很大程度上是一个培养习惯的过程。刚开始时,我们可能会受到这样或那样的干扰,但只要坚持下去,这一过程就会成为我们生活中很自然的一部分。大部分的平衡练习都要求我们从一开始就付出努力、充分投入。这不仅是为了养成一种新的习惯,也是因为我们将要改变能量系统的缘故。

像戒除坏习惯时面临的问题一样,我们多数人面临的最大问题是我们原有的行为习惯已经成为自己人格特征的一部分,让我们自己感到非常自然。平衡技巧关注人体、意识和感情的不同层次，所以平衡技巧的练习对于脉轮系统的疗养以及其平衡状态的保持都非常有益。传统的方法如瑜伽、太极、气功等都是采用外在的动作来释放人体内各种压力。这些方法也有一些精神技巧，如通过冥想或想象来察觉人们精神或感情中不易察觉的能量。对于这些不同层次上的练习（体力、精神、感情层次的）我们都应该加以重视。因为，如果在精神层次上你还沉浸在过去的创伤之中，得不到安全感的话，无论你的身体做了多少练习，都没有太大意义。

现代的养生疗法，如水晶疗法、色彩疗法、精油疗法等，可让脉轮系统释放出某些特定的压力，使整个人体达到更好的平衡状态。

（二）自然的循环

根据印度经典养生书，各个脉轮和人生的各个主要阶段是紧密相关的，而每一个脉轮及其功能都代表了人生的一个成长阶段。每一个阶段都可视为培养某些技能的时期。不同阶段间具体的过渡时间因人而异，而不同阶段也可能发生重叠。如果某一阶段内脉轮能量的运行受到某种压力或焦虑的干扰，就可能形成某些潜隐的问题，影响到接下来的发展。如果某一项功能未得到开发，那么依赖于该项功能的其他功能就会有先天缺陷。

1. 孕育及出生

根轮关系到一个人躯体的构建，它代表了一个人从胎儿时期到 1 周岁左右的生长阶段。从这一阶段人的惊人生长速度以及强烈的生存需求中就可看出根轮直接且强大的能量。这一时期，胎儿或婴儿要依赖他人提供食物、温暖和庇护。此阶段的生长主要是为其接触外在世界做好准备。

2. 生长的婴儿

胎儿 6 个月大时，腹轮开始活动，一直持续到 2 周岁左右。

胎儿有了愉悦感和满足感。母体和胎儿之间的界限变得更加分明；婴儿开始获得足够的空间去探索生活，完全没有负面的束缚，也不受言语的责备，这有助于婴儿建立起作为一个独立个体的自信。

3. 幼儿

脐轮在幼儿18个月大时开始活动，一直延续到约4周岁。在此阶段，幼儿的语言能力得到开发，同时也开始理解时间流逝的概念。维持自由和约束之间的平衡在这一年龄段非常关键。缺乏管教和约束的幼儿长大后会过于自我，盛气凌人。但是管束得过多则会阻碍孩子自立成长意识的形成。

4. 儿童

心轮的活动期为4～7岁，其表现是孩子开始懂得辨认直系家庭成员以外的亲属关系。对于这些关系的辨认有助于建立起小孩的自尊心和自我接受的意识。如果在一个人看来，爱和亲属关系总是有条件的话，换句话说，总是贴着情感价码的话，那么他如果没有得到足够的爱，内心深处就会感到内疚或悲伤，而这会给以后的生活带来很大的障碍。

5. 青春期前

喉轮的活动在7岁和12岁之间，标志着自我表达的开始。低处脉轮的能量经过不断汇聚达到一定的程度，我们从牢固的情感基础中得到自信。这种自信通过喉轮，有时候以戏剧或其他表演的形式传达给我们的家人以及社会。

6. 青少年

眉心轮的活动影响着整个青春期。这时应鼓励年轻人对自己和他人的生活方式进行反思。这也是一个人调整或重塑自己在外在世界中角色的第一个关键时期。

7. 成人

20～27岁是顶轮的活跃期,这时我们作为个体开始充分地与外界进行互动。这一时期我们常常问自己诸如"我为什么在这里?"的问题,或者会说"我的生活应该过得更精彩"。有时候,这一阶段是休眠的。但对于另外一些人,他们积极地去探索这样的问题,会引起生活或工作的巨大变化。从根轮到顶轮,经历了一个完整的脉轮循环以后,新一轮的循环又从根轮的活动开始。就好像音域,每个八度音结束后又回到了第一个音符,人的一生中要重复多次脉轮的循环。每一次循环都是一次定期的更新,我们的身体也得以愈合疗养。这也有助于我们慢慢增强体内脉轮系统的能量以及发挥体内的潜力。

(三)了解自我脉轮能量

脉轮能量处在一个不断变化、相互作用、平衡与再平衡的过程之中。在不同的时刻,我们从事着不同的活动,或聚精会神,或回忆过去,或锻炼肢体,或放松自己。与此同时,不同的脉轮在我们的身体系统中占据主导地位。作为不同的个体,我们身体中的某些脉轮天生占有更加重要的地位。如果我们喜欢体力活动或从事以体力为主的工作,我们体内的能量会主要集中到根轮和腹轮。而如果我们的职业主要运用的是组织能力和思考能力,那么脐轮和眉心轮就必然发挥了更为显著的作用。

我们的生活环境也会改变脉轮能量的流动以及不同脉轮之间、脉轮与外界环境之间的相互作用。例如,如果我们天生能在需要很高的人际沟通能力的工作环境中感到游刃有余,这是心轮比较发达的例子。突然我们来到一个与人交流的机会很少,也不能体现你在人际沟通方面的价值的环境工作一段时间,那么我们的脉轮体系的运转方式就会发生变化,脉轮能量的聚集中心也会发生转移。如果我们能够找出自己体内需要调节以达到平衡的脉轮,那么对于我们充分挖掘自己身体的潜能、获得健康将大有裨益。

脉轮系统中主导地位的存在本身并不构成问题。然而,当出现不平衡的状况时,某一个或几个脉轮占据了更适合由别的脉轮来发挥的主导地位,这样就会导致占主导地位的脉轮负担过重,而其他的脉轮则可能萎缩。当一个脉轮累积了太多的压力或遭到损坏时,其效率就会降低。如果不及时采取补救措施的话,系统就会自动将能量导向功能正常的脉轮。这就是大多数人在其生活中所面临的身体平衡状态的假象。

二、脉轮与养生

尽管脉轮同人的身体关系紧密,但它本身并不是身体的某一部分。打通和平衡脉轮能量的传统工具是精神力量,而不是人体的感官。

人体的七个主要脉轮都同身体的生理和精神健康紧密联系,不仅是瑜伽,很多其他的传统医学都有让脉轮系统恢复生机、平衡机体能量的效用,这也充分证明了脉轮系统在世界不同文化中的重要性。

生命脉轮(包括根轮、腹轮和脐轮)有效地保证了个人在身体上和在社会中的平衡与稳定;而心轮和喉轮则主管爱情和友情,它们能令我们自身的能量同身边其他人的能量相互完善,并能主导与他人的交流;最后两个是眉心轮和顶轮,眉心轮能令人思想清晰、具备敏锐的洞察力,而顶轮则能够令个体与整个世界和谐统一。

(一)根轮——能量之基础

具备稳定的结构是物质能量得以存在的必不可少的因素。宇宙中存在着很多股力量,它们相互对抗。而我们自身的能量则必须能够在这种情况下有效组织并维系自身。地球引力是身体压力的能量来源,其核心便是根轮的基础。根轮位于脊柱的末端,它是整个脉轮系统的基石,所有细微的能量甚至是整个人体都依赖它以维持和谐。

根轮在梵文中的名字是"muladhara",意即"根"。生命的基础就是人体及其运用能量来维系自身运转的能力。根轮的主要活动就是不断运转,令人体能够生存下去,它是距大地最近的能量中心,将我们自身同整个星球紧密地联系在一起。

1. 高高在上的大脑

根轮将我们的意识与知觉同身体联系起来,很多古老的文明都认为心脏是人类思想和灵魂的居所;而西方文化却看重头部,把它视作理性思维的源头,反而忽略了身体的重要性。正是在这样的误区之中,人类同躯体的那种天然联系和作为世界的一部分的归属感纷纷缺失,由此便产生出一种与外界相疏远的感觉。人会因此而变得悲观厌世,对一切事物都失去了兴趣;在这些人眼中,没有什么是有价值的、值得欣赏的,生活很快就会变得索然无味。

2. 身体反应

根轮同机体的健康紧密相连,特别是骨骼以及身体的柔韧性。没有较好的柔韧性,光有一个结实的身体是不行的。面对压力,人的身体和思维都要做出有效的反应,尤其是紧急情况发生时,必须要迅速做出适当的判断,根据情况选择坚持或是放弃。这种为生存而做出的"打不过就跑"的本能反应是由人体的肾上腺所决定的,它能使人在紧急情况下迅速做出反应。根轮同肾上腺一样与人体的体循环系统和供血系统紧密相联;除此之外,它还能影响支配人行动的四肢及躯干的骨骼与肌肉。根轮的象征色是红色,由此可以得知它负责维持人的体温,进而保证细胞内的化学反应能够正常进行。

根轮发生紊乱可能会表现出多种症状,其中最为典型的包括长期感觉身体乏力,轻微活动后也会产生疲劳感;身体僵硬、活动困难,尤其是在臀部、双腿和双脚感觉更为明显。如果出现身体不协调或是血液循环不佳(手脚冰凉)等症状,那么就应当检查一下根轮的情况了。

除上述症状外,若还有身体不适的情况,也应针对根轮进行相应治疗,使之恢复活力。如果不加以改善的话,人会感到混乱无序、工作起来没有精神,变得懒散。与之相反的是,根轮发生紊乱还可能会导致人过于亢奋、处于紧张状态,不断寻求刺激。

(二)腹轮——愉悦的源泉

腹轮是人体的第二个能量中心,它的位置是在肚脐以下、耻骨上方,位于骨盆内前部。从机体上讲,腹轮主要是同下腹部的器官相连,即大肠、膀胱和生殖器官。

腹轮的一个主要功能就是排除毒素,这不仅限于身体上的,还包括精神层次的排毒。传统上认为它同"水"有密切的联系,因此腹轮具备流动性的特点,并不断地运转对身体进行清洁。腹轮的象征色是白色、蓝色或是银色的新月,这也令人联想到月亮对所有水性物质的影响力,如月亮对潮汐和人的情绪的影响。

就像根轮以"土"元素作为其主要特点,象征着稳定性、注意力的集中以及结实的骨骼;腹轮则代表着与之截然相反的方面,即流动性、灵活性以及那些内部中空的人体器官,如膀胱、肠道、子宫等。

人体的骨盆呈碗状,腹轮的能量中心就位于其中。因此,这个部位如果承受过多的压力或是出现紧张状况的话,就会导致一系列症状的产生。这其中包括后背下部的疼痛、月经不调、痛经、便秘、坐骨神经痛等,甚至会导致不孕不育、阳痿和体液流动不畅。

有一些病症的主要特点就是体液分泌失调或是身体的柔韧性方面出现问题,当人体患有这类疾病时,就说明腹轮出现了紊乱情况。大肠的一个主要功能就是吸收水分,而控制血液中矿物质和水分的平衡则是肾脏的主要作用。如果这两个器官不能正常运行,那么人体内的化学平衡就会被打乱,所产生的毒素和废物就很难被排除,这样又会对身体产生毒害。腹轮的主要职责就是维持体液不断流动,除去前面讲到的器官以外,如果关节部位感觉僵硬,有关节炎或其他类似的病症的话,也都反映出腹轮能量紊乱的现象。

这里要对平衡与流动进行特别说明。位于骨盆内的腹轮也是人体的重心,它控制着我们的运动和平衡感,能令举止更优雅、更流畅,它是令生命体系保持活力的能量源泉,这种能量被印度人称做"普拉纳",在中国则被叫作"气"。它是人呼吸中的微小物质,但在东方传统的精神修炼和武术之中却占据着十分重要的地位,上述的两项活动都是印度高僧、佛教徒和道教信徒们不断完善、发展并十分推崇的。

今天西方人对于太极和气功这一类的锻炼方法也不再陌生,这些方法已经经历了数千年的发展,能够有效控制并引导"气"——人体内的细微能量,使之在体内循环,甚至是在人体与自然之间不断往复循环。"丹田"是汇聚并疏导"气"的能量中心,它与腹轮有相似的作用,尽管二者本身并不完全相同。在日本,人们将与"丹田"相同的部位称做"hara"(意即"原"),指的是生命力量的中心。"气"就是这样从"丹田"流向身体各处,从而使人体保持健康,并为之提供能量和耐力,使人处于清醒的状态。

只有通过从我们体内流向外界的"气",我们才能开始去了解外在世界。利用根轮的稳定,我们可以保持以自我为中心和自身的稳固。而要使意识超越于直觉之上,对于我们无法触及的东西保持好奇心,就需要主动采取进一步行动使好奇心不减;腹轮内部能量的徐徐流动带给我们的优雅和平和,无疑能够很好地帮助我们实现保持好奇心的目标,这样探寻、体验周围世界的活动就开始了。

(三)脐轮——身体的组织者

第三个脉轮位于肚脐之后,在腹腔神经丛中,它是许多不同能量的集合体,是内部能量的动力中心,与人的性格息息相关,正是它将不同的个体区分开来。脐轮主要掌管以下三个区域:消化系统、神经系统以及免疫系统。

1. 消化系统

消化和吸收营养的过程对于维持生命是至关重要的,与腹腔神经丛相连的器官有胃、肝、胆囊、胰腺、十二指肠和小肠。以上这些器官必须协调运转,才能使人体有效消化食物并吸收营养。这就会牵涉到人体内产生的一系列化学反应,其中会用到很多种不同的生物酶。食物首先进入口腔,经过唾液中的碱性酶处理,再进入胃部,同胃酸和消化酶搅拌混合。紧接着又被送入十二指肠,肝脏分泌出的胆汁经过胆囊,在这里将脂肪分解掉;胰腺也释放出更多的酶用来消化糖类和碳水化合物。当食物与消化液的混合物进入小肠时,其中的营养成分通过小肠壁被吸收,进入血液。如果食物不能通过前面的步骤消化的话,那么营养成分就不会得到有效吸收。

2. 免疫系统

免疫系统就像一座图书馆或是一台电脑,它将人体所接受到的所有信息进行储存并加以分类。例如,当人体遭到病毒侵袭,身体就会将其视作入侵者,调动防御系统将其消灭。如果今后再遇到这种病毒,免疫系统就会储备相关信息,以避免身体遭到严重侵害。

但这个识别过程往往也会产生一些问题,人体有时会将无害甚至是有益的物质视作有害的,并对其作出反应,这种情况通常被称作过敏,即机体不能承受的现象。与之截然相反的是,身体可能已经长期感染了某种疾病,却始终没有发现、忽视了这种病症的存在。有时人体还有可能不能正常识别自身分泌的酶、激素或是神经传导素,甚至会发生不能识别那些本应由小肠吸收的矿物质和维生素的现象。当出现这类营养缺乏症时,光靠单纯的增加摄入量是没用的，因为导致这种病症的主要原因不在于摄取量的不足，而是因为人体不能正常识别营养物质。

人类现在的生活方式使得脐轮承受了巨大的压力。我们所摄入的食物、每天生活的节奏，乃至生存环境中产生的种种毒素，无不影响着脐轮的生理功能，而当今社会中的许多常见疾病实质上都是脐轮功能失调的表现。

(四)心轮——包罗天地

心轮靠近胸骨中央，与之相连的人体器官往往以舒张和收缩运动、吸纳和释放运动为主要特征。需要说明的是机体特征中的内容，其中心脏就像一台由肌肉组织构成的强有力的泵，通过不断的舒张和收缩运动将富含氧气的血液送往全身各处。正是依靠这种运动，位于肺部下方的隔膜肌才能在胸腔内产生空隙，进而形成身体与外界的压力差，来推动我们吸入新鲜空气。当隔膜肌收缩时，呼出的空气将二氧化碳排出体外。人类的肺部是由许多气管构成的，状如树冠，这些气管能让空气中的氧融入血液。血液将氧气送往全身各处，再将身体产生的二氧化碳和其他废物带走，送回到肺部。

心脏的这种舒张、交换再到收缩的整个过程就像人类同整个世界的关系。心轮能够调整我们同外界的互动，确保人们既不过分与外界环境混同又不至于与其疏离。这种关系也不是完全静止不动的，它是在不断运动着的，否则一切都会失去平衡。当你主动伸出双手，与外界进行肢体接触时，你就在这些动作的帮助下去获取外界的信息。而在这个过程之中，人体又会做出相应的回应，这就是人与外界交流的开端。

人的手臂可以去拥抱、接纳、包容和接受事物；同样地，它也可以抵御外界、保护自身、对周遭事物避而不受。我们到底在多大程度上保持着自身与外界的平衡，这往往能由我们手臂的姿势而反映出来。手臂采取过于紧张和僵硬的姿势暗示着人思想停滞或对外界心存戒备；而较为放松的姿势和流畅的动作则不仅能够表明人同外在世界的那种轻松、和缓的关系,而且这种动作本身可以大大降低心脏和肺部所承受的压力。

(五)喉轮——获取信息

语言是人类进化史上的一个飞跃,也是人类得以生存繁衍的重要因素。人们用语言交流复杂的概念、计划未知的未来以及分享过去的经验,因此也正是语言使得我们的生活依据不仅仅是现在,还包括了过去和将来,给了我们更大的思想空间。语言给予了我们理解周遭万物的能力。合作和共同的梦想推进了社会和文明发展的进程,正是语言的交流功能使之得以实现。

1. 身体原因

喉部的所有器官以及功能都与能量的流入或流出有关。嘴、鼻、喉是人的身体最早与环境和大气接触的部分。虽然呼吸是由腹腔神经丛所主导的行为,但我们可以在空气流过上颚后部和喉部上方的时候感觉到气流。

嘴和食管是我们接触食物时首先要经过的器官,其实很重要的消化步骤正是在嘴里进行的。在口腔小小的空间里有着许多自然的规律,比如我们只有在呼气的时候才说话,在我们吞咽食物或者噎住的时候必须停止吸气。

甲状腺和甲状旁腺分布在食管和气管的四周。这些内分泌的重要腺体调控着人体的新陈代谢,保证食物为人体提供足够的能量。甲状腺不够活跃会导致人精神萎靡,同样甲状腺过于活跃会导致人精力过剩。

2. 声音

声音让我们能够表达出内心感受和所想。向身边的人表达我们的内心世界给了我们被理解的归属感。当我们交流的行为受阻的时候,虽然不会马上出现明显的生理反应,但是个人表达的缩减却会在整体上影响身体的能量系统。实际上,缺乏表达在某种意义上是对人的存在、人的个体性以及话语权的否定。

人通过语言或者书写、唱歌、表演等形式语言表达自己的思想，这种表达能够维持能量流在喉轮的健康流动。并不只是完美或者独特的表达才能使我们的身体受益，但批评和判断却会对喉轮的健康有害。简而言之，如果我们自然的表达受到了阻碍，很有可能会产生问题。

脖子僵硬、喉咙发炎以及肩膀僵硬都是障碍发生的前兆，而头疼、吞咽食物时的不适以及新陈代谢紊乱都反映了喉轮的潜在问题。当人们因郁闷而大喊，或者完全拒绝交流时，问题就十分明显了。

喉轮就相当于一个压力阀，其作用是使得其他脉轮的能量得以表达。如果喉轮的功能由于内在或外在的原因受到抑制，那么问题就不可避免地会发生。脉轮系统的互相配合能够保持能量在身体中的连贯流动，就好像齿轮紧密地啮合在一起一样，如果其中之一失灵了，那么其他所有脉轮的功能作用都会被削弱。例如，如果一个人在一段关系中遇到了问题，而内心的压抑之情又没有表达出来的话，喉部就很容易出现病状，同时心轮也会处于紧张的不良状态中。所以如果你发现自己的颈部和喉部总是反复有病状出现，不妨仔细分析一下是否有什么因素阻碍了你正常的自我表达和心情抒发，以及这种阻碍因素是来自外界的还是自己带给自己的不必要的负担。

（六）眉心轮——观察世界

位于前额正中部位的脉轮叫作眉心轮，意为指令中心。眉心轮直接与视觉、听觉相连。人体上部的三个脉轮——喉轮、眉心轮、顶轮的物理位置相邻且彼此紧密联系，其中喉轮的影响范围包括嘴部、颚部并沿至耳处，而眉心轮则与面部、眼睛、鼻子和前额有着直接的关联。颈部和大脑底部受到眉心轮和喉轮能量的共同影响。喉轮的能量与头盖骨相连，包括了人发际以上至头顶的部分。

1. 思想

眉心轮部分是我们日常的感知区域，这是人的高级意识洞察周遭世界的领地。人的个体意识，思想的独特品质都存在于此，犹如一个高高在上的指令官掌控着大局一般。相较于心脏和腹腔神经丛而言，我们的头部更体现着我们个体的特征和存在。我们的肉体是属于自己的，但是肉体却不能替代思想的位置来真正代表存在的"我们"。

我们不断地通过感知来给自己传递关于自身的信息，比如自己的想法，对事物的理解以及自言自语；同时我们也通过观察别人的面部，比如别人的目光或者面部表情的细微变化来了解一个人的真实感受。感知的起源和我们对于世界的理解都是始于眉心轮。眉心轮与看相连，不仅仅是用眼睛，而是用心，让我们把看到的事物转化为自身的感受。

2. 视力

其实我们并不清楚自己的眼睛看到了什么。眼睛通过水晶体集聚光线并且在眼睛后部的视网膜上投出一个倒立的物像。但是，只有视网膜的中央窝的感光细胞可以制造出完整的聚焦影像，而眼睛其他部分获取的只是相对模糊的图像，眼睛的快速转动可以帮助我们获取更多的信息，探索更广阔的视域从而得到一个更为清晰的图像。这些信息传递到大脑的时候会被转换，左眼获取的信息会传递到右脑，而右眼的视讯则传到左脑。

3. 解码

人的大脑可以诠释由电神经冲动引发的紧张，并且自动填补其中的空白之处。大脑可以发现事物的相似性并找出不同事物之间的联系，然后在记忆库中总结一定的规律形成特定的模式。大脑组织视觉信息让我们能够理解，并真正地"看到"。感知就是从潜在的混乱中发现规律、创造规律的艺术，也是眉心轮的重要功能。

保持眉心轮的能量平衡既有助于解决眼部的问题,还可以帮助人们增强理解和感知能力,区分首要问题和次要问题(从视觉方面来说就是前景和背景)从而排除困惑。清晰的视力、理解能力以及感知能力都是解释视觉资料必不可少的能力,同时也是描绘我们的思想、记忆和观点的精神图片。

清晰的视图使得我们可以保持熟悉而有规律的正常生活。如果没有眉心轮解读大脑传递的信息,我们将生活在困惑和优柔寡断之中。

(七)顶轮——源头

顶轮的梵文叫作"Sahasrara",意为"数千个轮辐"。这个意向与千瓣荷花相关联,在印度的观念中代表着宇宙的意识。顶轮位于头的顶部。

1. 脑垂体

普遍认为与顶轮最密切相关的就是脑垂体(也有些文章认为松果腺体与顶轮相关联)。脑垂体位于脑的底部,它包括前后两个部分,分泌不同的激素。因为顶轮影响了许多其他腺体以及人体的功能,所以顶轮通常被称为是"控制轮"。

2. 脑

脑的构造十分复杂,由大脑、小脑和脑干等部分以及数亿条神经组成。而大脑作为脑的部分之一,直接决定人的感受、推理、计划和解决问题的能力。间脑包括松果腺体、丘脑和视丘下部,这几个部分一起被称作脑边缘系统。间脑控制着人的体温、水的平衡、食欲、心率、睡眠模式和情感。脑干、中脑、脑桥以及脑髓控制着呼吸、心率和血压。小脑控制着与运动相关的功能,如姿势、平衡以及肌肉的协同运动。

3. 协调

从生理学的角度讲,顶轮与人体的协调(肌肉或肌肉群在执行动作时的协调运作)直接联系。协调在各种层次都是必需的。脑垂体以及间脑的细胞需要协调作用以保证血液循环的畅通。小脑的功能是帮助我们协调肌肉以保持平衡、姿势以及做出特定的运动。

人类在很小的时候就学会了协调,然后婴儿在到处爬的时候会进一步增强协调性。近30年以来的研究表明,婴儿期没有练习爬行的孩子在长大后通常都会有不同程度的平衡问题。研究也发现这种最原始的运动方式——四肢协作的爬行即使对于一个成年人而言,有助于训练小脑的平衡能力,以实现对肌肉的完全掌控。

协调问题存在于生活的各个层次,贯穿我们的一生。行动笨拙这类身体问题通常比较明显。当我们浏览一页文字时,如出现阅读困难则往往是由于左右脑的协同出现问题而造成的。从另一个不太明显的角度看,顶轮关系着我们与整个周遭世界协调的好坏。当你总是在正确的地方和时间做事情,或者恰好遇到你需要会见的人,这些幸运机缘等都表明你的顶轮为你提供了好的信息。

第四章　瑜伽健身准备

　　参与瑜伽健身，首先要了解瑜伽的基本知识和健身功效，然后根据自己的实际情况参与健身活动。而在正式参与健身活动前，还要准备好服饰和工具，选好场地，安排好时间，并做好身体和心理上的准备，这些都是参与瑜伽健身的准备事项，也是影响瑜伽健身效果和健身者安全的主要因素，因此要重视起来。本章主要研究瑜伽健身准备，主要内容有服饰和工具的准备、时间和场地的准备以及身体和心理的准备。

第一节　服饰和工具的准备

一、服饰准备

服饰准备是瑜伽健身准备的第一环节。

（一）服装准备

1. 为何选择合适的衣服

　　瑜伽服装是瑜伽文化的直观表现形式，也反映了这项运动的特殊格调，瑜伽的内质在动静之间体现出来，选择合适的服装才能体现瑜伽的这一特点。

　　在瑜伽健身活动中，舒适的服装可以让健身者的身心处于放松状态,产生良好的自我感觉,这样其进入瑜伽状态所用的时间就比较少,而且进入状态后身体可以灵活自由地活动,呼吸也很顺畅,基本不会受影响。

(1)瑜伽运动在促进身体气血运行通畅方面发挥着重要的作用,舒适的衣服可以使瑜伽的这一功能更好地发挥出来,穿上合适的衣服,身体的伸展更安全舒适,但如果穿牛仔衣这样厚重而且布料又硬的衣服,就无法达到这一效果,身体活动会严重受阻,而且也会阻碍气血正常运行,从而影响健身效果和身体健康。

(2)在瑜伽健身活动中,身体内的病气自动由内向外排出。瑜伽动作主要由各部位的弯、伸、扭、推、挤等组成,此外,呼吸也是一个非常关键的技术,包括呼吸在内的这些技术动作对人体的肌肉及内脏腺体具有按摩功效,就像对淋巴进行排毒导流一样,经过排毒导流的淋巴液能够快速地流动。但如果健身者穿特别紧的衣服,淋巴就无法通畅流动,这样瑜伽的排毒、养颜、养生等功效就发挥不出来,健身效果就大打折扣。

(3)"宽松,舒适"的衣物在瑜伽健身中尤其是在初学者的瑜伽健身中发挥着重要的作用,但初学者练习一段时间,有了一定的瑜伽基础后,也会慢慢发现宽松衣服并不是那样完美到没有缺陷,其也会给自己带来不便之处,最主要的表现在做一些特殊的动作时会不方便,如肩倒立、头倒立、下犬式等动作,身体要倒转,宽松的衣服就会向头部、面部滑动,影响健身者练习。另外,健身者尽量不要穿太多的衣物,女子甚至可以不穿内衣来进行瑜伽锻炼。

2. 如何选择合适的瑜伽服

目前市场上有很多类型的服饰都适合在瑜伽健身锻炼中穿。不同类型的服饰在款式、样式、质地、颜色、风格等方面各有特点,瑜伽健身者需从自己的爱好、需求和经济状况等方面来挑选最适合自己的服装。

瑜伽是一项具有平缓、舒展、专注等特殊性的健身项目,所以在瑜伽服装选择上也要考虑一些基本的特点,下面阐述选择瑜伽服的方法。

（1）款式

选择的瑜伽服在款式上应具备简洁、大方、利落的特点。避免选择有太多饰物尤其是金属饰物的衣服,有带或结的衣服也尽量不要选,选择没有饰物的衣服可以在一定程度上保护身体,免受饰物的伤害,而且可以使瑜伽动作更灵活充分地完成,总之以不感到身体受束缚为准。

（2）样式

①瑜伽服上衣袖口要自然敞开,不要紧紧扎起来。

②裤脚以松紧口或扎绳为主,这样方便做仰卧后翻的瑜伽动作,不会因为裤筒下滑而影响动作。

③夏天以短衣短裤为主,冬天以长裤、长袖为主。

（3）质地

选择棉质或麻质等透气性、吸汗性、柔软性好的瑜伽服,这样身体不会有紧张束缚的感觉。此外,也可以选择在棉织物中加入一些莱卡成分的材质,这些衣服很有弹性,方便完成瑜伽动作。

（4）颜色

瑜伽健身者要尽量选择色彩淡雅、清爽的瑜伽服,最好是纯色,这样可以保持视觉神经处于放松状态,从而快速进入平静的瑜伽状态。

如果是选跳跃、扎眼色彩的服装,健身者神经兴奋,难以平静下来,不利于做瑜伽练习。

（5）风格

①瑜伽健身者要根据自己的喜好、个性来选择与此相符的瑜伽服。

②有印度民族风格的服装非常有个性,而且这类服装普遍宽松自然,给人带来飘逸洒脱的神秘感,可以供瑜伽健身者选择。

③市场上还流行一些现代风格的健身服,这些服装的普遍特点是弹性好,紧身,可以显示出美好的体型,在高温瑜伽健身锻炼

中普遍适合选择这类服饰。

（6）数量

古老的瑜伽修行指示我们在瑜伽健身锻炼中，应一直穿同一件衣服，不要清洗，这样对瑜伽修行有帮助。但现代人在瑜伽锻炼中至少要准备两套以上的瑜伽服，及时更换。

总之，避免身体受到外在束缚，动作可以舒展自如，能使你平静、放松是选择瑜伽服的基本宗旨。

3. 赤脚练习

瑜伽健身锻炼中，建议健身者赤脚练习，不要穿"瑜伽袜"，脱掉袜子，让脚趾自由呼吸。

赤脚的好处主要体现在以下几个方面。

（1）维持平衡。

（2）体验与大地亲密接触的感觉。

（3）排放病气。

（二）去除饰物

在正式开始进行瑜伽健身锻炼时，摘掉腰带、领带、手表及其他饰物，使身体全面放松，免受束缚，同时这也是为了安全考虑，因为动作的不当可能会导致饰物伤害到身体某一部位。

二、工具准备

在瑜伽健身锻炼过程中，初学者可能面对稍微难的动作就产生了畏惧心理，觉得自己不可能做到，但如果事先准备好可能用到的各项工具，并将这些工具充分运用起来，就会发现这些动作姿势并不难做，而且可以在工具的帮助下轻松保持这个动作。

工具对于不同类型的瑜伽健身者有不同的作用与意义。

（1）对于初学者来说，工具可以使姿势变得简单而舒适。

（2）对于高级习练者来说，工具也可以让练习变得更加强烈和深入。

（3）对于有身体病痛、损伤的练习者而言，发挥工具的辅助作用可以顺利完成动作，减轻疼痛，避免再次受伤。

瑜伽健身锻炼中，需要准备的辅助工具有以下几种。

（一）瑜伽垫

瑜伽活动中铺在下面以防止打滑，保证安全的垫子就是瑜伽垫，这是瑜伽健身中需要准备的最为基础的一个工具。

1. 瑜伽垫的类型

瑜伽垫的类型一般分为 TPE 发泡垫子，PVC 发泡垫子，EVA 垫子，乳胶垫，CBR 垫子等。

（1）PVC 发泡垫子

PVC 发泡垫子价格比较便宜，应用得比较广泛，颜色多样。这种垫子工艺简单，容易按客户的要求做标志，深受大众的喜爱，而且生产成本低。但其缺点是塑料制品不容易自然分解，不环保。

（2）TPE 发泡垫子

TPE 发泡垫子主要用 TPE、EVA 和人造橡胶制成，产业进入门槛、生产成本、生产工艺等都比较高，而且产品质量非常好，有良好的弹性、柔软性和防滑效果。

TPE 发泡垫子不含塑料，分解比较容易，环境保护者对此十分喜爱。目前这款瑜伽垫能做到 10 毫米的厚度。

（3）EVA 垫子

EVA 的垫子也很环保，有高端、低廉之分。

①高档垫子质量好，但只能做到 4 毫米的厚度。

②低廉的 EVA 垫子有浓浓的气味，而且过于偏软。

EVA 垫子在中东地区市场销量很好。

（4）CBR 垫子

CBR 垫子以黑色为主，成本较高，没有异味，耐磨耐滑，但重量较大。

（5）乳胶垫

乳胶垫，通常会在其表面加一层干草腾，成本在 PVC 垫子和 TPE 垫子之间。也比较环保，在美国市场很受欢迎。

目前，TPE 和 PVC 两种瑜伽垫在我国使用最广泛。它们符合国家环保标准，不存在污染环境的问题，而且可回收。其中 TPE 没有异味，对人体健康非常有利。

2. 瑜伽垫的规格

（1）瑜伽垫的大小

市场上流行的瑜伽垫的大小主要有两种，一种是 61 厘米×173 厘米，一种是 61 厘米×183 厘米。据调查，我国瑜伽爱好者普遍用第一种尺寸的瑜伽垫。

除以上两种外，还有其他尺寸的瑜伽垫，如阿迪达斯现在出口日本的 TPE 垫子是 65 厘米×175 厘米的规格。

（2）瑜伽垫的厚度

瑜伽垫的厚度为 3～7 毫米不等。标准厚度是 6 毫米，初学者尽量使用标准厚度的垫子。

一般类型的瑜伽垫，厚度都在常规范围内，但 TPE 的瑜伽垫能做到 10 毫米厚，而且柔软性能很好。

3. 如何选择瑜伽垫

（1）依据瑜伽锻炼内容

①如果瑜伽锻炼内容以柔软练习为主，那么坐在垫子上的时间就会很长，这时适合选择厚一点、软一点的瑜伽垫。但如果太厚，则会影响身体与与地面的接触等，所以厚度要适中。

②如果瑜伽锻炼内容以跳动性的动作为主，如 Flow Yoga、Power Yoga 或 Ashtanga Yoga 等，则不适合选太软的瑜伽垫，薄一点硬一点的垫子更方便动作的完成。

③如果选择的瑜伽锻炼内容介于静态动作和跳跃性动作之

间,则薄一点的瑜伽垫更适合。因为厚垫子(5毫米以上)会失去与地面接触的感觉,完成很多动作时会感到"失真"。如果用薄垫子锻炼时,膝盖感到不适,可将一条毛巾垫在下面。

(2)依据材质

①PVC垫价廉物美

PVC是一种化工原料的名称,是一种原材料。PVC没有发泡以前不具备柔软性,也没有防滑缓冲功能,只有将它发泡之后,才能生产出具有防滑功能的成品——瑜伽垫。

PVC最大的优点是材料价格实惠,方便购买,而且质量较好,性价较高。

②TPE垫最环保

TPE是瑜伽垫产品中的最高档用品,不含金属元素、氯化物,抗静电,每张垫子约重1 200克,比PVC发泡垫子轻约300克,外出携带更方便。另外,这种类型的垫子柔软、服贴、抓地力强。但是TPE的瑜伽垫价格偏高,健身者要根据自己的经济条件来选择。

(3)依据厚薄需要

通常,初学者可以使用厚一些的瑜伽垫(厚度在6毫米及以上),以预防运动损伤。经过一段时间的练习后,再换3.5~5毫米厚的瑜伽垫。如果特别怕疼,可以继续使用厚的瑜伽垫。

总之,选择瑜伽垫时,有以下几个标准。

第一,柔软,贴地,平铺时抓地力强,出汗时不能滑动是首要标准。

第二,防滑、防水性能好。

第三,携带方便。

(二)伸展带

伸展带又被称为"瑜珈绳",是瑜伽健身锻炼者需要准备的一个重要练习工具,帮助建设者达到"到达身体"和锁住身体的效果是这一工具的主要作用。

1. 伸展带简述

(1)规格

长、宽分别为 183 厘米、3.8 厘米。

(2)特点

①便利性。

②易清洗。

③耐久性。

2. 伸展带的作用

(1)对初学者来说,当不熟悉动作或无法达到动作标准时,如果在瑜珈老师的指导下使用瑜伽绳,便可顺利地完成动作。

(2)伸展带弹性好,能帮助健身者伸展筋骨,延长姿势停留时间,并使健身者紧实扣住身体,空出两手尽情延展。选择双扣环式的伸展带效果会更好。

(3)在腰部柔韧或腿部伸展练习中,利用伸展带能够提供力量,从而更好地完成动作。

3. 如何辨别伸展带的真伪

(1)真正的伸展带是 100% 纯棉带。使用 PP 线或丙纶带、锦纶带、尼龙带等是不正规的。

(2)优质拉伸带宽 3.8 厘米,2.2～2.5 毫米厚,手感厚实而且柔软。

(3)PP 线看起来和伸展带无异,手感也是柔软的,但不能用 PP 线替代伸展带。如果用它作为伸展带的替代物,健身者在出汗后容易滑手。

(4)用火烧伸展带,会散发出木炭的香味,变成灰色粉末。而用火烧 PP 线、锦纶带等化纤带,会散发刺鼻的焦味。

(三)瑜伽砖

1. 瑜伽砖简述

常用的瑜伽砖有两种,一种是木头的,还有一种是泡沫的。瑜伽砖常规规格为 23 厘米×15 厘米×7.6 厘米。

不同的瑜伽砖有不同的作用,在瑜伽健身锻炼中用不同硬度的瑜伽砖会有不同的效果。

瑜伽砖具有以下特点。

(1)防水、防滑。

(2)轻便耐用。

(3)柔韧抗裂。

(4)环保。

2. 瑜伽砖的作用

(1)对于瑜伽初学者和柔韧性较差的人来说,瑜伽砖是非常重要的辅助工具,可以帮助其调整姿势,辅助完成一定的身体动作。例如,在金刚坐、英雄式坐姿练习中,如果脚背不够柔软,就难以正确完成这些动作,此时可借助瑜伽砖来帮助完成练习。

(2)用瑜伽砖也有利于预防做高难动作时发生拉伤现象。瑜珈体位里有些动作需手臂完全伸展或下腰碰地面才能完成。瑜伽砖可帮助瑜伽初学者充分伸展盆骨,然后慢慢对瑜珈砖与地面的距离进行调整,循环渐进地完成自我柔软、延伸等动作。例如,做三角伸展式时,手可以撑到瑜伽砖上;做脊椎后弯动作时,用瑜伽砖来支撑身体,能预防受伤,保障安全。

(四)抱枕

抱枕是非常舒适的瑜伽工具,在瑜伽健身锻炼中使用抱枕可以使一些动作姿势完成得更有美感。特别是在恢复课程中,抱枕更是不可缺少。

（五）毛毯

在瑜伽健身锻炼中使用毛毯不但能够改变高度,为健身者的身体提供支撑,还能够给健身者感受到温暖。

此外,卷起毛毯也可以作颈枕或腰枕来用,在恢复课程或挺尸放松时可以使用它来放松身体。

（六）眼枕

在瑜伽健身锻炼中,一般很少使用眼枕,甚至不用也可以,但是我们不能忽视眼枕奇妙的功能,健身者使用这一工具可以彻底放松,在体验减压治疗时,该工具可以发挥重要作用。

1. 瑜伽眼枕的材质

（1）丝绸的面料。丝绸的面料可以呵护皮肤和眼睛。

（2）含荞麦、亚麻、绿豆、薰衣草等纯天然的有机香草。

①荞麦:荞麦富含营养,不仅可以作为人粮、畜草、禽料、蜜源,而且还具有防病治病、强身健体的重要功能。荞麦皮一直以来都是做枕芯的好材料,长期使用荞麦皮枕头有清热明目的作用。

②亚麻:亚麻种子具有医学价值,如润肤、镇痛、利尿、治疗肺病等。

③绿豆:绿豆性凉,具有清热解毒、消肿等重要作用。

④薰衣草:被称为"香草之后",具有杀菌、治疗中枢神经、舒解焦虑、改善失眠等功能。

（3）无菌食用级铝箔真空密封,保持花草籽新鲜和香味。

（4）竹炭抗菌纯棉内里布,具有抗菌、吸湿、透气、防霉等功能。

（5）可拆式套枕的设计,方便洗涤,能时刻保持干净,里面的天然有机香草也能及时更换。

2. 瑜伽眼枕的作用

瑜伽眼枕是帮助休息及放松的最佳辅具,它的温热效应能有效协助身心放松。在瑜伽冥想、放松动作、就寝或发生眼部疲劳时可以用瑜伽眼枕来帮助达到目的。

眼枕内的花草种籽是经科学混合配比与重量设计的，可以有效抑制种籽的流动性，确保眼部受力均匀。种籽散发自然清淡的氛芳，能舒缓眼部肌肉神经，使眼睛得到放松和休息。

第二节　时间和场地的准备

一、时间准备

（一）一天中最佳健身时间

瑜伽健身者最好选择在每天的清晨练习瑜伽，这是一天中做瑜伽的最佳时间，而且练习前不要吃早饭。

一天中，晚饭后或其他时间也可以练习瑜伽，健身者要根据自己的情况而定，但每天要保持练习时间点和时间段稳定，不要频繁变化，否则会影响健身效果。

（二）健身前需要注意的时间点

（1）正式开始做健身练习前的 2～3 小时是不能进食的，保持空腹或胃中食物完全消化后再进行练习，尤其要排空膀胱、清空肠，流质食物可以酌情适量补充。时间控制在饭后 3 小时，但补充流质食物或饮料后，要隔半小时再进行练习。因为弯、伸、扭、推、挤等瑜伽动作在瑜伽健身中是经常要做的，如果练习时胃里食物没有消化完再被扭挤，就会对消化系统造成负担。如果碰巧把食物挤到阑尾中，就会造成严重的后果。如果饭点只是吃了少量的蔬果，那么只需要感觉这些食物消化得差不多了就可以进入练习了。有人担心空腹锻炼会引起不适，事实上，瑜伽动作没有太多的蹦蹦跳跳,如果选择静态的瑜伽锻炼内容,引起胃下垂或食物进入非消化道等问题发生的可能性就很小。

(2)在生病期间最好不要做瑜伽练习,身体有病或者感到不适时,尽量不要做过于强烈的动作,也可以等完全好了再练习。

(三)健身后需要注意的时间点

每次结束练习后,半小时内不要洗澡、进食或做剧烈运动,以免体内能量平衡遭到破坏。

二、场地准备

(一)室内与室外环境

1. 室内环境

(1)如果选择在室内进行瑜伽健身练习,可以将绿色植物摆放到合适的位置,但占用场地空间不要太大。

(2)把松软洁净的毯子铺在地上,以能在毯子上轻松保持站立为宜,如果站上去脚下打滑,影响身体稳定性,则需要更换毯子。

(3)练习坐式瑜伽动作时,可以用蒲席,从而达到缓解疲劳的效果。

(4)播放轻松、简单的音乐,使身心更集中、更专注。

(5)经常开窗通风,保持空气流通,提高调息练习效果。

2. 室外环境

(1)健身者也可以离开封闭的室内,选择露天的自然场地来进行瑜伽锻炼,但要避免场地有阳光直射,太凉或太热的地方都不适合做瑜伽。

(2)要选择安静、清洁、空气新鲜的室外环境来进行瑜伽锻炼。这样更能达到呼吸配合的良好效果。如果环境不好,空气污浊,这时进行呼吸练习对身体是有害的。

（二）锻炼空间

在瑜伽健身锻炼中,不仅要确保锻炼场所空气流通、优雅安静外,还要保证空间足够大,能充分伸展手脚、肢体。因为在瑜伽锻炼中,我们要和身体对话,安静内省地做瑜伽动作有助于不断进步。

如果空间有限,手脚不能完全伸开,而且同伴之间会互相影响对方的动作,就难以保证在练习中可以全身心投入,所以锻炼场地和人数的分配比例要合理控制好。

第三节　身体和心理的准备

一、瑜伽健身的身体准备

在瑜伽健身锻炼的开始,健身者必须清楚认识自己的身体结构与各组成部分的特点,这样才能在瑜伽健身中更好地完成身体各部位的动作。了解身体后要做一些实质性的身体准备,即要做好热身活动,以便活动关节和肌肉,顺利进入运动状态,而且这还有利于避免在正式练习时发生运动损伤。

因此,瑜伽健身者做好身体方面的准备主要应从两方面入手:一是了解身体;二是热身活动。下面具体对这两个身体准备事项进行分析。

（一）了解身体

了解身体是瑜伽健身锻炼的第一环节,瑜伽健身者只有充分了解自己的身体,才能确定习练程度,选择适合自己的练习内容与方法,可见充分了解身体在瑜伽健身中对健身者而言具有重要意义。

一般来说,手、脚、腿、骨盆后侧等身体结构是瑜伽健身者需要重点了解的部位。

1. 手

瑜伽理论指出,人体的手指对应着身体的各个系统(图 4-1),这一观点得到我国中医理论的支持。因此,瑜伽健身者在开始瑜伽健身锻炼前,要了解手的构成,清楚其对应的身体系统,同时也要了解其中包含的瑜伽哲学内涵,以便有目的、有计划地展开对身体系统的锻炼,提高健身效果。

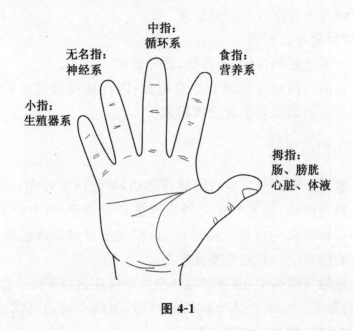

无名指:
神经系

中指:
循环系

食指:
营养系

小指:
生殖器系

拇指:
肠、膀胱
心脏、体液

图 4-1

2. 脚

脚是人体的根基,是人的机体与大地连接的部位。在瑜伽理论中,人的双脚有特殊的作用,因为它能连接身体与大地,因此被认为具有感受和吸取自然的力量,因此在瑜伽站姿练习中,要注意大脚球、小脚球、脚掌外侧、脚跟均匀踩在地上,保持足弓上提,脚趾铺展,使双脚与大地近距离接触。

3. 腿

瑜伽理论中,腿是身体的基石,强壮的腿会带来健康的身体,因此,瑜伽体位练习中腿部动作的练习比较多。

4. 骨盆后侧

瑜伽基础理论指出,人体骨盆后侧有下面几个重要位置。

(1)坐骨

正确坐姿时,臀部下方的承重位置。

(2)尾骨

脊柱最末端深入骨盆的位置。

(3)骶骨左右两侧

脊柱最坚硬的位置,和腰椎、髂骨连接。

骨盆的作用对女性而言非常重要,因此在瑜伽健身锻炼中,要将骨盆后侧的重要位置重视起来。

(二)热身活动

不管参与哪个体育项目的健身活动,都应该做好充分的准备活动与热身活动,这有利于之后快速进入运动状态,并达到对运动损伤进行预防的效果。由此可知,在瑜伽健身锻炼过程中,首先做一套热身活动非常重要且必要。

瑜伽健身锻炼中,健身者做热身活动应注意以下几个要点。

(1)要充分认识到热身运动的作用,如热身运动可以增强体力,唤醒身体,使身心快速平静下来。

(2)正确的热身活动对于高质量地完成瑜伽动作,正确摆放身体能够起到意识上的引导作用。

(3)刚开始进行锻炼时,或加大一些练习动作的难度时,最好先做一些热身练习,避免身体受到突然的刺激而受伤。

下面阐述瑜伽健身中的一些基本热身活动。

1. 头部活动

目的是放松颈部肌肉。

动作方法：

(1)呼气,低头,颈部肌肉用力拉伸,下巴尽可能靠近胸部的位置。

(2)吸气,头部从右侧开始顺时针转一圈,低头。

(3)抬头,调节呼吸节奏。

(4)吸气,仰头向后,下颚肌肉拉伸。

(5)呼气,头从左侧逆时针转一圈。

(6)头部还原,调节呼吸节奏。

头部的转动要在一定的控制力下完成,要有意识地向不同的方位拉伸,移动到位后保持片刻时间。

2. 肩旋转

目的是扩展胸部,放松肩关节,加强上背部柔韧性。

动作方法：

(1)立腰直背,两脚并拢。

(2)两臂平直侧举。

(3)掌心转动向上。

(4)屈肘,手指位于肩头。

(5)肘关节按圆圈轨迹旋转。开始时小圆圈旋转,逐渐增大直到两肘在胸前碰触。

(6)顺时针旋转 12 圈,再逆时针旋转 12 圈。

3. 肘部活动

目的是放松肘部关节,增加臂部肌肉力量。

动作方法：

(1)自然站立,两脚并拢。

(2)两臂平直向前伸,掌心向上。

（3）屈肘，用手指尖轻拍肩头。

（4）两臂前伸。

重复练习 8～10 次。

两臂侧平举，按同样的方法练习。

4. 胸、背活动

练习一：

（1）屈膝而坐，两手置于体侧。

（2）两腿分开，伸直脊柱。

（3）上体以腰为轴向右转，呼气，上体向右腿前侧贴近。

（4）吸气，上身抬起。

（5）上体以腰为轴左转，呼气，上体向左腿前侧贴近。

（6）吸气，上身抬起。两手放在胸前的地面上，上体尽量贴近地面，两手分开，手指将脚趾抓住。

（7）两手放到体前，肘弯曲，上体抬起，放松。

该练习的作用主要体现在以下几点。

第一，有助于加强胸大肌及背肌群的力量，使身体看起来更挺立、向上。

第二，使膝关节、踝关节更灵活。

第三，使背部肌群、胸部进一步扩张。

第四，按摩腹部内脏器官，促进消化。

第五，有助于治疗便秘、痔疮。

练习二：

（1）屈膝盘坐，手放在体侧。

（2）吸气，两手向前平举。

（3）呼气，两手侧分，在臀后十指相交，颈部前侧伸展，两肩往后收，将背部夹紧。

（4）两肩放松，手臂在胸前相抱，低头，颈椎伸展。

（5）头转回，两臂放下，全身放松。

该练习具有以下几点作用。

第一,扩张胸部,增强胸大肌。

第二,扩展背部,增强背部肌肉群。

第三,预防肩周炎,塑造优美的上臂形状。

5. 腰、腿活动

动作方法:

(1)屈膝而坐,两手放在两膝上。

(2)左腿伸向左方,右脚跟贴近会阴,膝盖伸直,绷直脚背。

(3)吸气,两腰侧肌群收紧。

(4)呼气,上身慢慢向左侧压下,尽量使上身向左大腿前侧贴近,右手伸出将左脚尖抓住。

(5)吸气,上身抬起。

(6)两腿交换,在右侧做同样练习。

该练习的作用主要有以下几点。

第一,延伸腘旁腱,伸展腿后侧肌肉、韧带。

第二,减少腰两侧脂肪,提高腰部的柔韧性。

第三,锻炼脊柱柔韧性。

6. 滑雪式样运动

目的是伸展脊椎处肌肉,扩展前胸,缓解紧张,消除压力。

动作方法:

(1)双脚分开而立,屈膝深蹲,手臂向前伸,身体保持平衡。

(2)手臂上举,胸部扩展,吸气,扩胸。想象自己正手握滑雪杖准备滑雪。

(3)呼气,手臂往后、下方向摇摆,尽可能在身后举高,就像用力滑动滑雪杖前行。重复几次。

(4)感觉运动量足够时,深蹲,手臂和上半身夹在双膝间。休息片刻,自然呼吸。

7. 坐广角式伸展运动

目的是使臀部、下背部和脊椎处的肌肉放松,避免这些肌肉因受束缚而疼痛。

动作方法如下。

准备姿势:坐在地上,双腿尽可能分开,但要保持舒适。

(1)增强腹轮能量的侧屈运动

①吸气,脊椎向上伸展。

②双手放在大腿上。

③呼气,右手顺着右腿慢慢向下滑动,目视左上方,左肩同时往后移动,扩展左胸部。

④吸气,右侧重复练习。

两侧交替练习。

(2)增强脐轮能量的转体运动

①挺直后背,膝盖放松,脚趾朝上。

②吸气,脊椎向上伸展,右手放在左大腿上。

③呼气,身体左转,左肩转到体后。

④吸气,身体转回,脊椎向上伸展。

⑤呼气,身体右转,右肩转至体后。

重复练习。

(3)增强腹轮和根轮能量的前屈运动

①双手放在体前地上,指尖前移,保持脊椎伸展,不要拱背,下巴不要明显前突,保持舒适程度,避免肌肉紧张。

②吸气,脊椎再次伸展。

③呼气,身体继续往前倾。感觉很放松时,双肘可支撑在地上,十指交叉撑住头。

④慢慢起身。

重复练习。

8. 蹬自行车式

目的是放松大腿和膝盖,促进血液循环。

动作方法：

(1)仰卧在地上,腿伸直。

(2)两脚抬高做脚蹬自行车动作。头部和身体其余部分都要保持平放。

(3)做 12 次旋转动作后停止。

(4)向后蹬。至少做 12 次旋转动作。

(5)并拢两腿,两脚同时向同一方向蹬。先向前蹬 12 次,再倒蹬 12 次。

(6)两腿放下,平躺休息。

9. 膝弯曲和旋转练习

目的是放松膝关节,加强腹部与大腿的肌肉力量。

动作方法如下。

第一部分：

(1)坐下,两腿伸直。

(2)在右大腿后十指交叉,右膝上屈。

(3)两臂伸直,右腿伸出。右脚不能接触地面。

(4)屈右膝,再次把右脚跟向右臀方向收拢。

重复 12 次。左脚继续练习。

第二部分：

(1)两手手指相交在右腿之后,把右大腿抱近自己的身躯。

(2)以右膝做支点,右小腿顺时针做圆圈旋转运动。至少12 圈。

(3)反方向至少做 12 圈旋转运动。

(4)左脚继续按相同的方法练习。

10. 半莲花膝部练习

目的是放松膝、踝和腿,增强腹部器官功能。

动作方法如下。

第一部分：

(1)坐下，两腿前伸。

(2)右膝弯曲，右脚放在左大腿上。

(3)左手放在左膝上，右手放在右膝上。

(4)用右手扶着右膝上下运动来伸展右腿的肌肉。

(5)继续伸展右腿肌肉，直到右膝触及地面，但不要太勉强费力。

(6)换方向重复练习。

第二部分：

(1)把右脚放回左大腿上面，用左手抓住右脚的脚趾。

(2)按顺时针方向旋转右膝，重复12次。

(3)逆时针方向旋转右膝，重复12次。

(4)左腿按同样的方法练习。

11. 腿旋转式

目的是活动大腿和骨盆区域。

动作方法：

(1)仰卧，两腿伸直。两臂放在体侧。

(2)将右腿升离地面，膝部仍伸直，用右腿按顺时针方向做圆圈旋转运动。此时，头部和身体其余部分都应该继续保持平贴地面。

(3)做8～10次旋转运动之后停止，再做8～10次逆时针方向旋转运动。

(4)用左腿做同样的练习。

(5)休息几秒钟，然后将两腿一齐升起，顺时针方向和逆时针方向各转8～10次。

(6)休息，直到呼吸恢复正常为止。注意：这是一个费力的练习，注意不要让身体过分用力而疲累。

12. 动物放松功

目的是强壮神经系统，增强腹部肌肉群，放松肩、髋和膝等各关节。

动作方法：

(1)坐下，两腿向前伸直。

(2)把右脚抵住左大腿的内侧。

(3)把左脚向后方伸展。左脚跟挨着臀部。

(4)吸气，慢慢把两手伸高到头的上方。

(5)呼气，把上身弯下来，弯到右膝的上方。

(6)把头放在地面上，在缓慢而平稳地呼吸的同时，保持这个姿势1～2分钟。

(7)吸气，慢慢抬起上身，回复到两臂高举过头的姿势。

(8)交换两腿位置，重复这个练习。

13. 放松脊椎和颈部的练习

目的是伸展颈部，放松脊椎。

动作方法：

(1)在胸前抱膝(或抱住大腿后部)，呼气，向上屈起脊椎让鼻子或前额接触到膝盖。吸气，将头重新枕在软枕上，并保持下巴内收。然后呼气，重复几次。

(2)在地上平躺，下背部和臀部放松，双腿抬起并分开，屈膝，双手放在两侧膝盖上，双肘撑地，这个姿势有利于减轻神经疼痛。自然深呼吸，双手移动膝盖做相向的圆圈运动，然后做反方向圆圈运动，放松背部和大腿肌肉。

(3)脊椎放松，双手支撑住膝盖，双肘支撑在地面，注意力集中于颈部。慢呼气，头转向一边，目光注视地面。

(4)吸气，头转向中间，呼气，转向另一边。重复几次，意识集中在颈部肌肉的放松上，同时脊椎、双腿、双臂和下巴要充分放松。

(5)双臂举过头顶，十指交叉，双肘撑地，以充分伸展上半身。

(6)双脚并拢，靠近臀部，下巴、颈部和上半身充分放松，使腰部以下的部位活动。

（7）吸气,膝盖抬起,呼气,膝盖向右倾斜。

（8）吸气,膝盖抬起,呼气,往左倾斜。

（9）双膝夹住一张纸,膝盖左右倾斜时牢牢夹住,以促进大腿内侧肌肉的充分伸展。

14. 脚踝练习

目的是放松两踝,加强小腿肌肉力量。

动作方法:

（1）坐下,两腿伸直。手放在臀部两侧地上,掌心向下,上身后仰。

（2）两脚向前,向后扭动。使踝关节最大限度弯曲。

（3）重复 12 次。

（4）两腿分开,不要屈膝。

（5）脚跟贴地,右脚先顺时针旋转,然后逆时针旋转。每个方向各做 12 次完整的旋转。

（6）左脚按同样的方法练习。

（7）双脚同时旋转,两脚顺时针旋转;两脚逆时针旋转;左脚顺时针旋转,右脚逆时针旋转;右脚顺时针旋转,左脚逆时针旋转。每个方向各做 12 次。

15. 脚趾练习

目的是放松脚趾,增强两腿肌肉力量。

动作方法:

（1）坐下,腿伸直。两手放在臀部两侧地上。

（2）两臂伸直,上身后仰。

（3）脚趾向前和向后扭动。

重复 10 次。

二、瑜伽健身的心理准备

瑜伽健身者除了要对自己的身体有一定的了解和认识外,还应在心理方面做好充分的准备。

在瑜伽练习过程中,瑜伽健身者要学会通过心理来观看身体,并以此形成良好的行为习惯。在开始瑜伽练习前,瑜伽健身者首先要从心理上接受瑜伽,即从心理上做好充分的准备。

进行瑜伽健身练习,心理上的准备同身体上的准备是同等重要的,甚至从某种程度上来说,心理上的准备要比身体上的准备更加重要。这就要求瑜伽健身者要在心理准备工作方面加强重视。

一般来说,瑜伽健身者的心理准备主要表现在道德规范、自身的内外净化、对精神感觉的控制三个方面,具体如下。

(一)道德规范

身心方面的修持功法大都建立在一定的道德规范基础之上,如果缺少了道德规范的约束,那么任何一种功法也只是停留在对身体的练习方面,而不具备相应的哲学内涵和文化意义,这对于瑜伽健身来说,也是同样如此。

瑜伽道德规范,应"以德为指导,以德为成功之母,以德为功之源"。在瑜伽道德方面,真实、节欲、无欲、不偷盗、非暴力,是对瑜伽健身者的最为基本的要求。

瑜伽的流派非常多,各自有着不同的侧重点,不过这些瑜伽流派虽然多,但它们都对瑜伽健身者的基本道德作出了规范。例如,有关瑜伽健身者修炼内心、伦理自制、基本道德等方面的内容在阿斯汤加瑜伽的八支分法中就有出现,其具体内容主要包括五持戒和五遵行两个方面。

(二)自身的内外净化

任何人只要热爱瑜伽运动,都可以从事瑜伽练习,练习瑜伽不需要练习者有太多的天赋,瑜伽修持更加看重的是健身者对健康生活的追求和渴望。对此,注重自身的内外净化,摒弃杂念和束缚是十分重要的。具体来说其主要表现在以下两个方面。

第一,在瑜伽修持中,练习者应做到"外净化",即端正行为习惯,努力美化自己的行为举止。

第二,瑜伽修持是身体与心灵的双重修持,因此要求瑜伽健身练习者做到"内净化",即要求瑜伽健身学练者应根绝恶习,这些恶习主要包括贪欲、迷恋、狂乱、嫉妒、愤怒、恶意等。

(三)控制精神感觉

控制精神感觉,具体来说就是抑制欲望,使自我的感情平和下来。将意识集中于一点或一件事,安定精神、稳定心态。

从瑜伽练习的实践中可以看出,瑜伽运动能够使人们生理、心理、情感以及精神方面的能力得到有效提高,对健身者身体、心灵与精神的和谐统一起到积极的促进作用。因此,这就要求健身者在瑜伽健身锻炼前,必须净化自我、提高自我的精神境界。

第五章 瑜伽健身养护

瑜伽运动是东方古老的健身术之一,具有强身健体和疏通经脉等多项功能,但要想使瑜伽健身的效果达到最大化,就必须高度重视并落实瑜伽健身养护对健身者提出的要求。为此,本章分别对瑜伽健身的要素、要点、原则、饮食、损伤防治进行全面阐析,力求为瑜伽健身者提供理论指导和实践指导。

第一节 瑜伽健身要素、要点与原则

一、瑜伽健身的要素

(一)姿势

任何一项运动都有区别于其他运动的独特姿势,标准的姿势是每项动作的基础和起点,瑜伽运动同样如此。因此,瑜伽运动的健身者要保证各个姿势都达到正确、舒服、稳定这三项要求,不合理的姿势对健身效果产生负面影响的可能性很大,某些情况下还会适得其反。

站在生理学视角来分析,不正确的姿势使肌肉不得不分担骨骼的一部分支撑作用,由此会造成身体过度疲劳的问题,身体过度疲劳带来的直接结果是损伤脊椎、膝盖、脚踝、肩膀或胯关节等部位,长此以往会使瑜伽健身没有意义,同时不利于健身者维持身体健康。

站在心理学视角来分析,不正确的姿势影响个人气质、情绪、形体等方面的可能性很大,此外不利于健身者树立参与瑜伽运动的自信心。

从生理学视角和心理学视角分析的结果表明,瑜伽健身者的姿势不可过分夸张,也不可过度拘谨,重中之重是确保身体姿态平衡而舒适。

正确健康的瑜伽姿势应该做到肩膀放松,挺胸收腹,手臂轻松地垂在肩膀下。双脚要能够稳固地支撑身体,同时膝盖放松,尽量把身体的重量平均地分配到腿和脚上,同时保持呼吸顺畅。与此同时,健身者的身体应当对称,如此有助于其肌肉的平衡和骨架的生长,也可以最大限度地伸展腰部以上的部位,使头部和上身更加轻松自如,也有助于健身者的身体保持平稳。

健身者在参与瑜伽运动的过程中,身体往往会做出各种各样的姿势,但每种姿势都具备充分伸展和调理身体的作用。举例来说,瑜伽运动的平衡姿势就可以对健身者产生多重积极作用,不仅能使健身者拥有更加充沛的精力,还能使健身者的身体更加灵活,也有助于健身者形成泰然自若的性格,此外能使人体体内的机能在最理想的状况下发挥出最佳状态,对健身者身体健康发展有积极作用。

(二)放松

对于瑜伽运动来说,放松是一种在人体躺着或静坐时完全放开自己身体的能力,其显著作用是缓解身体的紧张。瑜伽健身的体式丰富多样,健身者应当在适当的时间进行调整和放松,从而为下个阶段将要进行的活动恢复能量。虽然适当地保持身体紧张可以让身体维持挺直的姿势,但如果要使瑜伽的健身动作和人体机能运转得更加顺畅自然,进行适量的放松更是十分重要的。如果健身者使身体一直保持在紧张的状态则不符合瑜伽运动健身的科学性与合理性,难以起到真正的健身目的,甚至会有适得其反的效果。

在瑜伽练习中,放松的作用非常大。瑜伽的放松练习能使身体充分吸收和整合不同姿势所带来的能量。完成一个专门锻炼某一身体部分的瑜伽姿势后,放松可以让这部分身体中的血液有充足的时间在身体中循环,进而使得健身者能够从一系列姿势当中的每个姿势中都受益。

放松也是有技巧的,这一技巧的修炼是整个瑜伽健身过程中的一个重要环节。放松对姿势、呼吸和注意力的修炼能让大脑和身体有效地平静下来。

大脑放松是瑜伽健身中放松环节的重要部分,原因在于使大脑平静下来以及消除大脑紧张是瑜伽健身的一个重要目标,所以很多瑜伽健身者认为放松姿势是所有瑜伽姿势中最难掌握的。

在瑜伽健身当中,集中精神的同时深呼吸是使大脑平静的最有效方法之一,如此能使健身者的精力集中在某个注意点上,消除不良情绪对健身者产生的干扰。

(三)呼吸

呼吸被称之为瑜伽运动的灵魂,所以每位瑜伽健身者都必须掌握正确的呼吸方法,此外其还是人类诸多身体活动中尤为关键的一项。

人类要想维持生命必须依赖呼吸,个体的呼吸习惯与呼吸规律对其精神活力有直接影响。一般来说,人的呼吸并没有很明显的规律可循,通常情况下都会表现为呼吸表浅和缺乏规律,所以自然达不到人身体呼吸系统的自然频率。个体神经系统慢慢衰老和呼吸不正确有很大关系,此外呼吸不正确还会使得内分泌系统功能慢慢衰退,身体的力量与活力也会随着年龄的增长慢慢消失,最终结果是产生很多负面感觉。

瑜伽健身的诸多理念都认为,人类身体和心理方面的问题都是受呼吸方式错误、负面情绪、不良饮食习惯等因素的影响。倘若健身者不要求自己达到瑜伽理念生活化的要求,只是想通过仅有的几项瑜伽动作来维持身心健康,则由此获得的成效将会微乎其微,瑜伽理念生活化的核心内容就是要遵循瑜伽运动的呼吸规律。

(四)冥想

冥想的起源时间比人类文字记载时间还要早,所以人们认为人类出现后就开始冥想。接受为期较长的训练和考验后,人们往往会越来越清晰地认识到冥想这种神秘的智慧。发展至近代,在人类通讯方式和交通方式越来越便捷的情况下,世界各国乃至各个地区的交流和沟通日益频繁,冥想作为印度的隐秘智慧也会传播至世界多个国家和地区。

具体来说,冥想就是将注意力集中在某个特定对象上的深思方法。参与冥想练习的健身者往往会集中精神、获得平静和快乐乃至充满爱意的感受。冥想能使人们卸下自我重负,在意识形态上得到广阔空间,此外瑜伽练习和调息法可以把健身者沉睡已久的自我意识唤醒出来。

一般情况下,瑜伽健身者冥想的心态与觉醒会转移至日常生活的方方面面,可以避免健身者受到外界影响。健身者完成冥想练习有助于其将自我和其他世间万物有意识地联系在一起。当人们进入这种意识时,往往会获得知足、平静、爱心满满的感受,其生活也会随之更加充实。有规律的冥想练习可以帮助人们摆脱压力,由此获得自己的平和和宁静。

冥想是瑜伽健身中不容忽视的手段和方法,健身者完成瑜伽练习的基础条件是拥有健康意识状态,冥想要求健身者将所有的注意力都集中于当下,由此达到精神专注的状态。

(五)饮食

饮食是瑜伽运动不可或缺的一项要素。瑜伽哲学理论指出,食物对于人来说同样拥有生理作用与心理作用。很多食物对身心有益,但也有不少食物对身心有害。从某种程度来说,瑜伽饮食观要求健身者自觉舍弃不利于瑜伽练习的饮食习惯，自觉选择促使瑜伽练习目的得以达成的饮食习惯和饮食种类。

斋戒修炼是瑜伽饮食要素中的一项关键性内容。很多印度的高级瑜伽修行者可以很长时间不摄入食物而保持身体正常运作，普通瑜伽健身者可以在斋戒方面适当选择，但一定要保证选择范围达到合理性要求，防止对自身维持身体健康产生负面作用。从某种程度来说，斋戒是对意志力的有效锻炼，有助于健身者克服负面情绪带来的影响。

（六）言行举止

瑜伽健身受健身者言行举止的影响很大。健身者在修行瑜伽时，一定要在生活的方方面面表现出良好的行为，每时每刻都对生活怀有感恩之心，时刻谨记关爱他人、严于律己，如此才能在健身过程中获得更多益处。

《瑜伽经》中对瑜伽修炼中的一些基本道德规范进行了描述，而练习瑜伽的基本准则也是来自于《瑜伽经》。这些内容向瑜伽的修炼者们提出了社会道德行为的指导性原则。《瑜伽经》中最主要的规范原则就是不杀生和坚持非暴力主义，不杀生和非暴力主义就是指不对自己和他人以及任何形态的生命施加暴力。

不杀生的道德规范对瑜伽运动产生的最显著影响就是瑜伽运动的饮食哲学，这项原则要求健身者少吃或者不吃肉类，这也充分反映了瑜伽哲学对其他动物生命的尊重。

暴力倾向不但包括针对他人，还包括人们专门针对自己的行为，比如自我谴责和自我批判行为。瑜伽哲学认为，人若能这样对待自己，就非常可能会这样对待他人。因此，非暴力主义的首先应该从关心、体贴自己，学会对自己友善等方面开始。对自己良好的言语和行为习惯，将能够让自己越来越朝好的方向发展和改变，从而以更好的心态对待他人和与他人相处。

《瑜伽经》中的其他道德规范还包括不偷不抢、无色、禁欲等方面。这些道德规范对瑜伽健身者有很多帮助，可以使他们能够更好地理解瑜伽修炼的真正意义。

值得一说的是,瑜伽健身者的个人修炼或者行为准则同样至关重要,原因在于其有助于健身者遵循各项道德规范,健身者的个人行为准则如下。

1. 大脑和身体保持干净

通常指个人内在和外在的卫生要保持整洁,思想上也不例外。

2. 要知足长乐

对自己的大脑和现状不满足的人,同时也很难做到关心他人。

3. 朴素节俭

在任何情况下,都要去努力达到个人与神性的统一。

4. 学习经文

通过不断的学习,更好地教育自己,使自己更加的充实。

5. 臣服于神性

信仰神性,把自己奉献给神性,并将其视作各项行为举止的准则。

二、瑜伽健身的要点

(一)动作要缓慢

瑜伽健身的根本是各项动作以较慢的速度伸展和收缩。舒缓的动作练习有助于身体"安心"地进入放松状态,使健身者身体的紧张感慢慢消除,呼吸和意识也慢慢放松下来。

（二）呼吸要轻缓

健身者参与瑜伽健身时，重中之重是呼吸要轻缓，这主要反映在瑜伽体位练习和呼吸技巧结合这两个方面。以瑜伽的体位练习为例，在瑜伽体位练习中，健身者要将瑜伽动作与呼吸技巧一同进行，其目的在于增强其身体的柔软度，诸多事实表明此时健身者的身体柔软度比完成体位练习时强得多。健身者做动作时，要有意识地注意呼气，将呼吸与动作同时进行，如此有助于其在潜移默化中进入下个阶段的瑜伽练习。

（三）意识要集中

意识的集中能为健身者的瑜伽练习带来运动和心理能量，将意识转向身体的练习能使健身者心情舒畅的范围和极限通过身体传递过来。

与此同时，在动作处于静止时，如果健身者将意识集中于受刺激的地方，那么受刺激的地方就会集中很多的刺激及能量，会进一步提高瑜伽练习效果。

（四）节奏要适宜

瑜伽练习的一大忌讳就是相互攀比，健身者合理掌握节奏并保持适宜自身的练习速度就可以。瑜伽练习是自己和身体的对话，在练习中不要刻意地去做自己做不好的动作或者是难做的动作，要结合自己的实际情况，心情愉悦地以自己的节奏进行练习，使自己的身体在练习中一点一点地获得平衡，经过一段时间的练习，就会自然而然地掌握难度较大的瑜伽动作。

（五）动作、呼吸、意识一体化

由于瑜伽健身过程是一个渐进的过程，因而刚开始练习健身者要想使动作、呼吸、意识三者同时进行往往有很大的难度。但是，如果健身者忘却时间，将自己完全沉浸于某个动作、呼吸或冥想中时,就能很自然地将缓慢的动作、轻盈的呼吸与集中的意识融为一体,从而使身心得到升华。

三、瑜伽健身的原则

(一)目的性原则

从整体来说,瑜伽健身的目的性原则要求健身者在深刻领会瑜伽健身目的和意义的前提下,自愿、主动、积极地完成各项练习。

心理学研究表明,个体的一切行为总是从一定的动机出发,动机是促使行为发生的内在力量。动机的产生就是为了满足人们的各种需要,动机的结果是对某种行为有着一定的目的,同时使自己的一切行为向着自己的目标前进。与体育领域其他活动相比较,瑜伽健身尽管不像竞技体育那样把夺取优异成绩作为根本目标,不像体育教学那样有着较为恒久的教学目标,但参与瑜伽能使健身者获得身体和精神上的整体提高,带有十分明确的目的进行瑜伽健身,能使健身者事半功倍。

从本质上说,瑜伽健身的基础性目标是促使健身者全身肌肉有弹性,发展匀称、丰满,内脏器官机能旺盛。健身者参与瑜伽练习的根本目的是通过瑜伽练习促进身体健康和良好心理状态的形成,所以说健身者目的明确和主动积极是其参加并坚持瑜伽健身的基础性条件。目的性原则对健身者提出的要求如下。

(1)初学者在刚刚接触瑜伽运动时,应先要认真分析其学练动机的各种需要,如强身需要、保健需要、娱乐需要、健美需要等,并因势利导,将学练瑜伽变成一种自愿行为。

(2)对于参与瑜伽运动的健身者来说,一定要深刻领会参与瑜伽健身的价值和意义,理解参与瑜伽健身对维持和促进身心健康产生的正面影响,保证自身有目的、有针对性地参与瑜伽健身。

（二）多样性原则

进行瑜伽健身时，健身者应根据自身体能和基本条件来进行，有些瑜伽动作比较困难，健身者在练习过程中的主要感觉是吃苦和流汗。这种情况下，健身目的明确、美体观念强的健身者会要求自己坚持下去，在健身过程的苦中找到欢乐，但自控能力差的人就很难坚持下去。

由此可见，有必要采用多样性的瑜伽练习，充分调动和激发健身者的兴趣，培养瑜伽健身者积极主动的参与心理，使其克服健身内容的单调、枯燥。

（三）全面性原则

全面性原则是指瑜伽健身者通过瑜伽健身促进其自身德、智、体、美的全面发展，具体来说，就是使自身的身体形态、机能、素质和心理品质等都得到全面的发展。

在选择瑜伽健身的内容（如冥想练习、体位练习）时，只有坚持身体全面锻炼，然后再加练不足的部分，才能达到身心共同发展的目的。健身者参与瑜伽运动时，如果忽视整体的全面性，就会影响瑜伽练习的深入，也易发生伤害事故，甚至会导致身体形态和机能的畸形发展。

健身者在遵循全面性原则时，应当注意的问题是：第一，在瑜伽的基础性身体练习中，各种素质和身体部位的练习相结合，促进身体素质的全面发展；第二，在瑜伽的支持性体位练习和伸展练习中，要动力性和静力性练习相结合，大肌肉群与小肌肉群相结合，促进全身匀称发展；第三，主动性部位运动与被动性部位运动相结合；第四，全身与局部的练习相结合，在全身练习时要针对身体某部位进行强化训练，在进行局部练习时要兼顾身体的全面发展，如此才能加快健身者身体形态的发展速度。

（四）渐进性原则

渐进性原则是瑜伽健身者必须严格遵守的一项原则，原因在于瑜伽健身可以产生强身健体、塑造形体的作用。然而,这个质的变化不是一朝一夕可以达到的,需要一个由量变到质变的过程,健身效果的实现是建立在通过系统的、不间断的长期瑜伽练习基础之上得到的,健身者的瑜伽动作技术只有通过多次重复练习才能逐渐掌握、熟练和巩固,健身者的机体神经系统通过对运动系统及其他内脏、循环系统反复多次调节而形成适应性反应。身体素质也只有通过多次重复练习才能逐步发展,健身目标也是在这种不间断性的瑜伽练习中达到的。

由此可见,参与瑜伽运动的健身者遵守循序渐进原则有很大的必要性。健身者要有恰当的生理和心理负荷量,不要急于求成,而要使身体由弱变强、由少到多、由慢到快、循序渐进、逐渐提高,只有这样遵循人体发展和适应环境的基本规律,才能达到瑜伽健身的良好效果。

循序渐进性原则对瑜伽健身者提出的要求是:第一,瑜伽健身开始时,要重视准备活动;第二,瑜伽健身需要新异刺激,但内容和方法的更新和完善,要根据自身条件和实际实际情况循序渐进地进行;第三,养成瑜伽健身的习惯是循序渐进参与瑜伽学练的基础,良好的生物节奏可保证每一次健身的良好后效,并为下一次锻炼提供基础。

(五)针对性原则

不同健身者之间的差异性是客观存在的,他们各个方面的条件都有所不同,同时每个人参与瑜伽健身的起点也各不相同。随着健身锻炼的持续进行,其发展程度也不尽相同,因此这些区别性的因素必须得到重视。举例来说,有的瑜伽健身者在健身初期进展不大,但到了某一阶段可能突飞猛进;有的健身者开始进展很快,但后来反而慢了下来;有的健身者某些运动素质好;有的健身者能适应大负荷量的瑜伽健身活动。由此可见,参与瑜伽运动的健身者一定要深刻认识到不同个体之间存在着客观差异,在准确分析自身特点和条件的基础上参与瑜伽运动。瑜伽健身的常见差异性如下。

首先,不同瑜伽健身者存在性别差异,男性上身突出胸、肩、背的训练,使胸背肌健硕,肩膀宽阔,体现阳刚美;女性强调胸、腰、腹、腿的柔韧性和力度的训练,展现曲线美。

其次,不同瑜伽健身者存在年龄差异,各个年龄阶段的心理和生理发展的规律、身体素质、形态控制能力发展的现状和要求不同,健身者参与瑜伽健身的内容也不同,在青春期和青年期更要保证瑜伽健身内容和健身者年龄的阶段性特征相吻合。

最后,不同瑜伽健身者存在身体状况的差异,健身者的身体状况是确定瑜伽健身内容、方法与运动负荷的主要依据。练习瑜伽前,应针对自身的身体状况进行体质检测和医学诊断,患有高血压、冠心病等心血管系统疾病的人应在医生指导和严格监督下学练瑜伽。对于身体有其他疾病或禁忌症的人应结合自身情况采取专门性练习或暂时中止练习。

从整体来说,健身者要想使自身的健身效果达到最大化,就一定要在全面分析自身状况的基础上,有针对性地安排健身内容、健身手段以及运动负荷。

(六)实践性原则

瑜伽健身是以培养良好形态的身体练习为主要特征,但也必须重视形体健身训练的基础理论应用。健身者只有在掌握和确立良好形态的原理和方法的基础上,运用相关理论指导瑜伽练习实践,才能达到健身、塑身、美体效果。

对于参与瑜伽运动时间较短的健身者来说,建议教练员运用书本和音像制品等讲解,同时在密切结合对应动作演示的基础上,完成学习、模仿以及创新,从而使自己越来越熟悉各项健身内容,从感知阶段逐步过渡到到领会阶段,此外设法使自身参与瑜伽健身的实践能力得到有效增强。

(七)科学性原则

瑜伽运动的诸多实践活动证实,在合理安排、严密组织、良好医务监督的前提下,循序渐进地增加瑜伽健身的运动负荷是可行的。对于多年的瑜伽健身训练计划,进行大运动量的训练要注意大、中、小运动量的相互结合,要按照加大—适应—再加大—再适应的过程发展。

科学的负荷要求健身者在延长练习时间、增加瑜伽动作难度、加大运动训练量的过程中,要对性别、年龄、体质、训练水平、健康状况、思想装填、意志品质等因素进行综合考虑。

(八)安全性原则

对于参与瑜伽运动的健身者来说,一定要客观认识自身的主观条件与客观条件,减少和避免瑜伽健身过程中出现运动损伤,具体就是要达到有效预防和正确学练这两项要求,具体如下。

1. 有效预防

(1)瑜伽健身前,做好充分的准备活动,克服内脏器官的生理惰性,预防运动损伤的发生。

(2)瑜伽健身后,要注意做好整理、放松活动。

(3)饭后、饥饿或疲劳时应暂缓练习;生病初愈可考虑暂时停止练习。

(4)不要盲目练习超越自己能力的瑜伽动作,应该通过力所能及的体式来锻炼身体。

(5)瑜伽健身应注意安全,讲求锻炼卫生,定期进行体质测试和身体检查。

(6)瑜伽健身过程中,健身者可以咨询医生,特别是患有某种疾病或有家族遗传病史,应在有医务监督的情况下按照指导员和医生的建议进行锻炼。

(7)有条件的瑜伽健身者可以请一些瑜伽教练指导员,请瑜伽教练指导员开一些运动处方,从有计划、有目的地参与瑜伽健身。

2. 正确学练

(1)正确练习

通过各种各样的瑜伽体位练习,自然调节神经系统、肌肉、关节,促进全身血脉的流通。

(2)正确放松

参与瑜伽健身的过程中,健身者应想方设法把身心方面积累的压力彻底释放出来,促使自己切身感受瑜伽练习的清新、自然和无欲,没有任何约束或限制,使身心凝聚、保存能量。

(3)正确呼吸

结合体位练习、冥想、休息术等,利用不同的呼吸方式全力呼吸,增加氧气吸取量,体会呼吸、理解身体。

(4)正确饮食

参与瑜伽运动期间,建议健身者以素食为主,患有疾病的健身者的饮食选择应咨询医生和教练的建议。

(5)乐观的思想和冥想练习

冥想是瑜伽健身者通往自由的有效方式,不仅能使健身者消除负面情绪,还能使健身者和心灵、思想、宇宙产生共鸣。

第二节　瑜伽健康饮食

针对瑜伽健康饮食,本节主要从瑜伽饮食观、瑜伽饮食原则、瑜伽饮食习惯、瑜伽一日断食法四个方面进行阐析,以期能为瑜伽健身者达到健康饮食要求提供理论指导。

一、瑜伽饮食观

人的身体健康,乃至隐藏得很深的潜能,都与人的日常饮食密切相关。瑜伽理论认为,生活习惯决定饮食习惯,饮食习惯的改变能影响到生活方式的改变,最终影响到身心状态的改变。

在《瑜伽圆光》这本古老的瑜伽著作的第一章第 58 节中,人体被比喻成一台机器,而食物是补充身体营养的物质,起到了保养身体这台"机器"的作用。[①]

瑜伽的终极目标是让人的身体和灵魂同样健康,使人健康、快乐地生活着。正如瑜伽理论中的一句名言所说的:吃是为了生存,但生存的意义决不只是为了吃。只有保持健康的身体和心理状况,才能使我们的灵魂寄居在一个健康的容器中。因此,我们应该对自己的饮食有一个正确而科学的认识,要时刻注意检验自己的饮食是否健康、是否规律。

在日常饮食中个体往往受到感官的控制,吃下很多不干净和不健康的食物,"垃圾"食物的摄入不仅耗费了身体的精力,还阻碍了生命之气在体内的正常流动。所以健康、洁净、清淡的食物是瑜伽健身者的首选。

绿色食物在自然界生长的过程中从大自然中吸收了阳光、空气和水,所以人吃进健康的食物后就能从食物中获取"生命之气"。从健康的绿色食物中获取的能量,是练习瑜伽的前提。瑜伽告诉我们健康的饮食方式——只要循序渐进地调整自己的饮食习惯,逐渐地就会改变自己的生活状态。因此,饮食是人类精神由低层次向高层次过渡的过程中不可或缺的。

二、瑜伽饮食原则

(一)一般性原则

将谷物、新鲜蔬菜和水果进行合理组合来进行食用是瑜伽健身者饮食的一般规则,这样做可以获得所有重要的碳水化合物、蛋白质、维生素和矿物质,实施过程中的具体规则如下。

---

① 陈争. 瑜伽饮食[M]. 上海:上海科学技术出版社,2007.

（1）摄取食物的比例为谷物占 40％、豆类占 20％、蔬菜占 20％、水果类和生菜沙拉占 15％、奶及其他制品占 5％。

（2）除不能生吃的食物以外，尽可能摄取处于自然状态的食物，原因在于加热食物会使其有形的维生素和无形的生命之气被破坏。

（3）不食用经过精加工的食品和罐装、瓶装的饮料。

（4）尽量多吃一些绿色食品。

（5）在食用食物的过程中，要慢慢咀嚼，每一口食物要至少咀嚼 20 次才能下咽。如此可以在潜移默化中改善胃口过大、吃的过快的毛病，身体过重的部分也会逐步消失。

（6）若生病时，应进行几次断食，以减少胃肠的负担，使其得到充分休息。这样能够更加快速地恢复体力，将异常根源的毒物排出。生病时，可以饮用新鲜的蔬果汁，以促进体力的快速恢复。

（7）在进食前，最好营造一个愉快的气氛，在不愉快、紧张、愤怒和苦恼的气氛中进食会使腺体系统的分泌受到影响，容易患上便秘、消化不良和下痢等疾病。

（8）每天最好定时进餐，少食多餐，多吃含有叶绿素的蔬菜和水果，多进食一些水果、汁液和坚果类食物，这些对健康是非常有益的。

（二）健康饮食习惯的一般性指导原则

健康的饮食习惯是指坚持食用乳品、蔬菜类食品，如水果、蔬菜、坚果、种子、豆类、谷类和乳制品，而不吃刺激性食品和变性食品。健康饮食习惯需要遵循的规则如下。

（1）健身者食用的食品应尽可能处于最自然状态，原因在于这种状态下的食品最新鲜、最有营养、活力满满，同时人体消化这类食品的难度小，对维持和增进肠胃的健康有积极作用。

（2）摄取大量水果、蔬菜和豆制品。

（3）选择的食品要新鲜，不要摄入经过冷冻、加工或处理过的农产品和罐头。

（4）要适当地摄取坚果和种子类食品，以补充身体所需的脂肪酸和蛋白质。

（5）尽可能地选择全麦面包或面粉。

（6）选择原汁原味的酸乳酪。

（7）用蜂蜜取代白糖，用枣和干果制品取代甜品，食用黑巧克力。

（8）摄入各种不同的食品。

（9）避免经过防腐处理、加入色素和添加剂的食品。

（10）避免油腻或油炸过的食品。

（11）多食用白肉，少吃红肉。白肉主要摄取鱼肉，这是因为鱼肉更容易消化。如果要吃鸡肉和鸡蛋，选择在农场自由放养的那种。

（12）仔细咀嚼食物。不管健身者吃什么都要细嚼慢咽，原因在于消化过程以食物进入嘴巴的那一刻为起点，同时进入嘴巴的食物会和唾液混杂在一起，只要嚼得足够烂，胃部就可以充分消化。

（13）适量进食。换句话说，吃到七八分饱就可以了。健身者应该健康地看待这件事，填满胃 2/3 的容量，流出 1/3 容量，这样胃就可以完全地吸收食物的养分。

（14）在进餐前要留出足够的空腹时间，使胃处于空心状态，这样能够增加食欲。

（15）戒掉不良的习惯，如吸烟、喝酒、摄取咖啡因和其他刺激性食品，这些物质都会对瑜伽健身产生不良影响，对瑜伽健身者维持身体健康也有负面影响。

需要注意的是，瑜伽健身者在改变饮食习惯前，一定要结合自身情况咨询保健医生。因为每个健身者之间存在着或多或少的差异，所以健身者的身体也会经历一个逐步适应的过程，也会产生某些短时间内出现的症状，服用对症的草药或者采取其他医疗措施均可使这些症状缓和下来。

三、瑜伽饮食习惯

饮食是人体维持生命的基本途径之一,健康的饮食习惯可以促进人体的身心健康,延年益寿,否则就会病从口入。瑜伽健身倡导的饮食习惯如下。

(一)适量饮食

瑜伽健身者要想使身体维持在平衡状态,就需要保证身体达到"出少补少、出多补多"的平衡状态,即健身者应当参照身体的具体消耗量来补充营养。平衡进出就是要反对过分节食、反对暴饮暴食,要在保证饮食质量的前提下控制饮食的数量,最可取的方式就是少吃多样。这种饮食方式能够满足人体对营养的需求,有利于人体的消化与排泄。

对于少吃多样来说,少吃主要是指饮食的数量要有一定的控制,瑜伽健身者不要吃过多的食物,而是要根据自身的食量来对食物进行选择。如果食物太多,那么下一次使用时需要进行加热,食物经过加热便会产生一些有害的物质,此时经过加热的食物就成为惰性食物,就会对人体产生一定的危害。多样是指瑜伽健身者应适量增加食物的种类,如积极摄入蔬菜、水果、坚果、谷类、豆类等多种食物,如此有助于身体全面吸收营养。

(二)补充水分

在人体组织和体液中,水是其中重要的物质。在身体营养物质的输送过程中,水发挥着中介作用,水拥有排出毒素、加快身体新陈代谢速度、维持人体水分平衡、延缓机体衰老时间、保持旺盛精力和愉悦心情的作用。倘若瑜伽健身者体内的水分不足,则就无法维持正常的生理功能,实现瑜伽健身效果最大化的目标也会难上加难。从整体来说,水是人体重要的生命之源,在个体维持身体健康的过程中发挥着至关重要的作用。

瑜伽健身者每日的饮水量应控制在 8～10 杯，并且必须是清水。虽然牛奶、汽水、果汁等饮品，既有很好的口感，又能起到解渴的作用，但过多饮用这类饮品会使机体产生疾病。

（三）控制饮食速度

饮食过快就很容易造成身体发胖，体重超标。吃得过快、过多就很容易造成人体的腹部感到紧张，时间长了就容易造成大腹病和胃部下垂。健康、科学的饮食习惯倡导慢速饮食、细嚼慢咽，原因在于慢速饮食可以使人体口腔分泌出足够的唾液，促进肠胃的消化吸收，防止产生胃下垂和大腹病等疾病。

（四）多吃悦性食物

悦性食物是最有利于瑜伽健身者的食物，所以瑜伽健身者应当适量增加摄入量，这项饮食习惯的具体内容如下。

1. 多吃素食

在瑜伽食物中，肉类食物是最为忌讳的食物，这主要是因为肉类食物具有毒素，它对于肠胃的消化和吸收都是非常不利的，人体的消化系统往往会因为肉类食物不易消化而出现工作疲劳，很难将营养向着人体内的组织细胞进行输送，进而降低人体免疫力。

因此，瑜伽健身者应当要抵制肉类食物，提倡素食。素食大都来自于大自然的养分，如阳光、空气、水分等，自然健康，这不仅可以为瑜伽健身者提供瑜伽运动所需要的能量，而且有利于消化吸收，能够为瑜伽健身者提供多种营养功效，促进其身心健康发展。

2. 多吃纯天然食物

为了使一时的口腹之欲得到满足，现在大多数人都会喜欢使用调味剂或者经过腌制、速冻和煎炸的食物，这些食物常常会危害到人体的感觉器官和消化系统。这些食物会引起肥胖，影响心智,让人心神不宁,不利于瑜伽动作的练习。瑜伽饮食提倡食用纯天然的食物,充分汲取天然食物中的营养。在将食物制作出来之后,没有经过长途运输或没有经过腌制、冷冻、过度添加调味剂等工业加工的便是无污染、最天然的。

通常纯天然食物是清淡的,但有时需要添加一些调味剂,或者某些情况下需要采取除了煮和焖以外的烹饪方式,这种情况下建议健身者选用其他悦性食物或烹饪方式来替代。举例来说,醋可以用柠檬来代替;白糖可以用蜂蜜来代替;白面包可以用全麦面包来代替;沙拉酱可以用酸奶来代替;煎、炸可以用蒸、煮、拌等烹调方式来代替。

3. 多吃蔬菜和水果

对于瑜伽健身者来说,可以每天都吃一些多样的新鲜蔬菜和水果。新鲜的蔬菜和水果中含有大量的营养成分能够满足人体发展的基本需求。瑜伽健身者选择新鲜蔬菜和水果时注意的事项如下。

(1)形态方面的选择

从形态来看,瑜伽健身者最好食用完整形态的新鲜蔬菜和水果。以芹菜为例,烹煮食用芹菜时将芹菜的根、茎、叶一起食用最为有益。

(2)颜色方面的选择

从颜色来看,蔬菜和水果的颜色一般以红色、黄色、绿色为佳。因为红、黄、绿颜色的蔬菜和水果包含了人体需要的大量维生素 B_2、维生素 C 和胡萝卜素。

(3)加工方式方面的选择

从加工方式来看,除了洗净生吃的方式以外,瑜伽健身者应尽量选择简便的调拌,原因在于调拌速度快、耗时短,新鲜蔬菜和水果中营养成分的流失量比较小。

(五)全面均衡地补充营养

在进行瑜伽健身时,健身者要具有一定的营养基础,如果只是食用一类食物是难以将身体所需的全部营养补充充分的,这是因为不同的食物类型所含有的影响成分也是有所差别的。例如,主食是碳水化合物和热量的主要来源;奶类和豆类可以提供大量的蛋白质;蔬菜和水果可以提供多种维生素。

瑜伽健身者要想获得良好的营养,就需要补充不同食物中所含有的各类营养成分。健身者应根据自身的年龄、生理需求和活动量来选择所需的营养素,这样的选择才能更为科学、合理。全面、均衡地补充营养是瑜伽健身者必须养成的良好饮食习惯。只有全面均衡地食用不同的食物,才能为身体全面健康地发展提供保证。

具体来说,全面均衡地补充营养就是每天的食物都应当包括新鲜水果、蔬果汁、蔬菜沙拉和生坚果四种食物。

(六)保持愉悦的饮食心情

瑜伽饮食对饮食环境也是比较讲究的,并且对饮食者的心情具有一定的要求。通常来说,瑜伽饮食往往会选择在祥和、安静的环境中进行,瑜伽健身者要保持心情愉快,这样才能对美味的食物进行用心品尝,有利于消化系统的正常运作,并提高机体对食物营养的吸收效果。

四、瑜伽"一日断食法"

"一日断食法"是指每隔一段时间后,一整天(24 小时)不进食。开始实行一日断食法时,可能会引起身体的不适应,所以初期一个月断食一次即可,待后期慢慢适应后,可以减少断食周期,一个月断食 3~4 次。

(一)"一日断食法"的作用

1. 净化心灵

瑜伽健身者在采用"一日断食法"的过程中,通常只会摄入比较简单的素食、蔬菜水果或饮品,身体消化这些简单的饮食往往无需消耗过多能量,身体积存的其余能量则可以用于分析和思考,从而使其大脑更加灵活,瑜伽健身者潜在的能力和智慧也会被激发出来。

2. 有利于身体健康

人们常常喜爱吃一些煎炸肉类等惰性食物,时间长了容易在人体内堆积一些有害的物质,采用"一日断食法",通过坚持一天不进食,机体可以自动排毒、排泄霉素。断食一天后摄取一些清淡食物有利于瑜伽健身者身体健康。

3. 丰富精神世界

人的生命能量一部分流向消化系统,一部分流向精神世界,采用"一日断食法"后,由于人体没有摄取食物,生命能量不会流向消化系统,而是流向精神层面,从而在精神上积聚更多的生命能量,丰富瑜伽健身者的精神世界。除此之外,"一日断食法"能使健身者在一天内都免受进食困扰,可以产生净化身心的作用。

(二)"一日断食法"的准备工作

1. 基础知识准备

瑜伽健身者要做好有关断食基础知识的准备工作,因为在刚开始实施"一日断食法"时,健身者心中难免会有恐惧与不安,担心会伤害身体,所以要提前掌握一些有关断食的基本常识,还要明白断食过程中,断食者的生理和心理上可能出现的变化,提前做好心理准备。

2. 思想准备

瑜伽健身者要做好思想准备,坚定不移地实施断食法,要求自身达到一日不进食的要求。与此同时,健身者要保证断食环境安静,在安静的环境中实行断食法往往能获得更理想的效果。

3. 节食准备

减少食量是瑜伽健身者实施"一日断食法"之前应当做的准备。通常健身者实施断食法的前几天就要开始减少食量,饮食应以简单的素食为主。这样做可以使人在断食的过程中不会有很强的饥饿感,也不会突然感到身体不适应。

(三)"一日断食法"的具体步骤

"一日断食法"由三个步骤组成,即断食前一天要减少食量、断食当天不进食、断食后一天开始进食,这里以周六为例来阐析这三个步骤。

(1)瑜伽健身者在周六前一天(周五)减少食量,以吃素食为主,晚餐食量要更少,不可吃主食。可以在午餐后适当补充新鲜水果与蔬菜。

(2)瑜伽健身者在周六断食一天,从早上开始,主要做一些休养生息的事,比如看书、听轻音乐,切忌做消耗体力的活动,但也不能彻底放松休息,例如冥想、调息。在午餐和晚餐时间可以做一些水果汁、蔬菜汁等饮品食用,或者只喝水,晚餐过后要早早进入休息状态,不可睡得过晚甚至熬夜。

(3)瑜伽健身者在断食后一天(周日)开始进食。周日的复食工作十分关键,直接影响到"一日断食法"的实行效果,因此要慎重。周日清晨先吃香蕉,隔一会再吃早餐。这一天的三餐以清淡为主,晚餐后适量喝点柠檬水,可以排毒,睡前喝一些利于胃健康的饮品,如蜂蜜或糖水。

(四)"一日断食法"的注意事项

(1)瑜伽健身者要想防止"一日断食法"对自身的生活和工作产生影响,可以把实施"一日断食法"的时间安排在周末。

(2)"一日断食法"实行期间,瑜伽健身者要注意休养生息,但不是说什么事儿都无须做,健身者适当运动还是很有必要的。这里所说的适当运动是指健身者可以锻炼腹肌和臂肌,也可以完成加快消化速度的运动,还可以完成某些瑜伽练习。

(3)"一日断食法"实行过程中,瑜伽健身者要注意讲卫生。多洗温水澡,洗澡时尽量不用热水,不擦香皂,洗完后换洗干净的内衣。

(4)瑜伽健身者在实行"一日断食法"中,如果自己不能单独练习,可以请教专业教师,在专业教师的指导下练习,或者报名参加辅导班,集体实行"一日断食法"。

(5)瑜伽健身者在"一日断食法"期间,禁止抽烟、喝酒。

第三节　瑜伽损伤防治

一、瑜伽运动损伤的概念

损伤指的是人体皮肉、筋骨、脏腑等组织因受到外界的破坏而造成伤害。运动损伤指的是在体育运动中造成的身体损伤。瑜伽运动损伤指的是在瑜伽练习过程中瑜伽健身者受到的损伤。

二、瑜伽运动损伤的分类

运动损伤的分类方法有很多,分类的目的是查明出现运动损伤的原因并提出切实有效的治疗措施和预防措施。瑜伽运动损伤的常见分类方法如下。

(一)根据受伤严重程度分类

按照受伤的严重程度分类,可分为轻伤与重伤两类。轻伤是指没有影响到原训练计划的损伤;重伤是指严重影响原训练计划的损伤,伤后要停止一切瑜伽训练活动,尤其是受伤部位的运动。

(二)根据受伤后皮肤和黏膜的完整性破坏与否分类

按照受伤后皮肤和黏膜的完整性破坏与否分类,能将瑜伽运动损伤划分成闭合性损伤和开放性损伤。闭合性损伤是指没有破坏皮肤和黏膜完整性的损伤;开放性损伤是指在外部的暴力因素下皮肤和黏膜的完整性受到破坏的损伤。

(三)根据损伤的发生过程分类

根据瑜伽健身者损伤的发生过程分类,能够把瑜伽运动损伤划分成慢性损伤和急性损伤。慢性损伤是指外力长年累月伤害身体而造成的损伤,慢性损伤也有可能是急性损伤没有得到及时治疗而造成的;急性损伤是指在毫无准备的情况下,受到突如其来的外界伤害而造成的损伤。

三、瑜伽运动损伤的原因分析

(一)客观原因

(1)人体的某些部位本身就容易受伤,如指腕关节、膝踝关节等。做瑜伽动作时,经常会用到指腕关节,指腕关节直接与地面接触,如果承受的重力超过指腕应承受的负荷,就容易造成错位、骨折等损伤。同理,如果瑜伽健身者的膝踝关节受到重力破坏,超出健身者可以承受的正常生理限度,关节扭伤和脱臼等运动损伤就会随之出现。

(2)瑜伽健身者的指导教师或教练员缺乏足够的瑜伽教学经验,没有依据健身者的身心特点制订练习计划,所安排的运动量及运动负荷超出健身者的正常水平,并且未能及时为瑜伽健身者提供帮助与保护措施,很容易造成损伤。

（3）瑜伽健身场地地形不平坦,地面有类似于石子的碎小障碍物,地面过于坚硬、过于光滑或过于柔软,这些都会导致运动损伤的发生。

（4）瑜伽健身器材未达到相关标准,健身器材严重老化且长时间不维修,瑜伽健身者运用健身器材时未达到相关要求。

（5）一些季节天气不适合做瑜伽运动。如夏天气温高,人体出汗较多,容易感到疲劳,也容易发生中暑与肌肉痉挛;冬天气温低,容易造成冻伤或肌肉拉伤。

（二）主观原因

（1）瑜伽健身者警惕性不高是出现运动损伤的根本原因。在参与瑜伽运动的过程中,健身者没有对可能产生的运动损伤形成清晰、全面的认识,同时未能深刻领会到预防运动损伤的深远意义,警惕性比较差。

（2）准备工作不充分是瑜伽健身者出现运动损伤的重要原因。瑜伽健身者在运动前没有做好营养、热身等方面的准备工作,极易引起运动损伤。

（3）瑜伽健身者的体质不达标,运动水平较差,没有经过系统专业的身体训练,对瑜伽动作比较生疏,很容易因动作错误而导致运动损伤的发生。

（4）瑜伽健身者没有依据自身的身心特点安排运动量,盲目加大运动量,使运动量超出自身的生理负荷水平,容易使身体或个别部位感到疲劳,不能准确完成瑜伽动作,从而引发损伤。

（5）健身者参与瑜伽运动的过程中情绪起伏过大,未将全部的注意力集中于完成动作上,运动状态不佳,由此引发瑜伽运动损伤。

四、瑜伽运动损伤的预防策略

健身者参与瑜伽运动的目的是锻炼身体、培养气质、休养生息。然而，当前瑜伽运动损伤已经成为使健身者无法实现预期目标、参与瑜伽运动积极性不高的一项重要原因，所以有效预防瑜伽运动损伤尤为重要，具体的预防策略如下。

（一）加强医务监督

参与瑜伽运动之前，健身者应当认真完成身体测试的准备工作，要进行规范的体格检查，必要时要对易伤部位做 X 线检查。瑜伽教练员和专业医生必须清楚练习瑜伽可能造成的运动损伤，定期向瑜伽健身者提供切实可行的预防建议。

（二）提高安全防范意识

健身者参与瑜伽运动的场地、时间、基础工具、心理准备、服装等都不是任意选择的，健身者应当严格遵循相应的原则和要求。健身者只有遵循瑜伽运动的客观规律，遵守瑜伽健身的一般原则，才能避免运动损伤的发生，取得良好的练习效果。因此健身者要提高安全防范意识，做好各方面的准备工作。

（三）认真完成热身准备工作

瑜伽健身者要养成在每次健身前都要做热身活动的良好习惯，一般包括头部、颈部、肩部、背部及腰部几个部位的热身准备，通常按照从上到下的顺序进行热身。热身准备时间不要过长，一般要求控制在 5～10 分钟即可，健身者自身的身心特点、气候条件、具体项目等是确定热身准备活动量的主要依据。

（四）遵守循序渐进的练习原则

瑜伽健身者要遵守循序渐进的科学原则，逐渐达到练习的目的，要以自身的体质为主要依据来选择适当的运动负荷及动作水平。健身者不可急于求成，欲速则不达，如果盲目加大运动量，运动负荷就会超出人体的承受能力，不仅不能提前实现预期效果，反而会损害人体健康。

（五）科学增加对易伤部位的训练力度

对于瑜伽健身者来说，易伤部位有小肌肉群、关节和韧带等。多数瑜伽健身者都存在的共性问题是重视大肌肉群的训练、忽视关节和小肌肉群的训练，此外瑜伽健身者往往无法深刻领会小肌肉群在瑜伽健身中的重要作用，小肌肉群与关节常常会因为系统训练不足而十分脆弱，这无疑会增加损伤的可能性。由此可见，瑜伽健身者应当积极参与对易伤部位的训练工作，保证大肌肉群与小肌肉群协调发展，使易伤部位出现损伤的可能性降到最低。

（六）加强核心力量和身体素质练习

瑜伽健身者要想减少因关节和韧带等准备不充分而引发的运动损伤，就应当准确掌握瑜伽运动的基本技术和动作要领，适度强化核心力量和身体素质练习。

参与瑜伽运动的过程中，健身者自觉加强核心力量练习，可以使身体姿势和技术动作更加稳定。同时强有力的核心肌群能够提高身体的控制力和平衡力，稳定脊柱和骨盆，让健身者能更好地保持静态体式，如斜板与平板、后弯与前屈体式间的转换等。

瑜伽对柔韧性的要求较高，人体的肌腱和韧带主要由规则致密结缔组织构成，经常做拉伸练习，能拉长胶原纤维，因此教练员应当在课堂上科学安排系统的柔韧训练，避免运动过程中出现肌腱拉伤和韧带拉伤，使关节的运动幅度达到最大。瑜伽健身者要想完成大幅度的柔韧动作，就应当适度增加肌肉力量练习的频率，防止关节等软组织的拉伤。

（七）科学安排健身活动，确保课程编排达到合理性要求与科学性要求

瑜伽教练员安排健身活动时，应严格遵循因材施教原则和区别对待原则，要根据健身者员的身体机能和训练水平的高低来安排。瑜伽教练员要想防止教学方法"一刀切"，在活动的训练量安排上，对于不同性别、水平及健康状况的健身者，要因人而异、循

序渐进、适度增加运动量和运动强度。

与此同时,瑜伽课的体位编排必须要遵守运动人体科学准则,如扭转和大平衡等幅度较大的动作需要身体有一定的适应,不宜作为起始姿势;由于脊柱屈伸运动会使椎间盘受到拉伸力和压缩力,所以大后弯的前后不宜安排大扭转。

除此之外,瑜伽教练员在进行体式编排时,应该注意下一个体式给上一个体式做放松,上一个体式给下一个体式做准备。举例来说,前伸展与背部伸展式,后者拉伸背部肌群同时收缩体前侧肌肉,前者拉伸腹部肌群、收缩背部肌肉。

瑜伽健身者需要做的是,闭眼、调整呼吸、重视体式之间的调息,为下一个体式做好精神上和身体上的充分准备。

第六章 瑜伽健身技巧

在瑜伽健身过程中,有很多的健身技巧,本章将重点探索瑜伽的健身技巧,主要包括瑜伽呼吸法、瑜伽冥想法、瑜伽休息术、瑜伽洁净功以及瑜伽的收束与契合。

第一节 瑜伽呼吸法

瑜伽的呼吸练习非常重要,它是一个循序渐进的过程,开始练习的时间不宜太长,慢慢再增加时间,要注意量力而行,具体方法包括以下几项。

一、口呼吸

口呼吸可以起到增强个体的肺活量、集中能量、刺激精神系统的作用。

(一)呼吸方法

口呼吸的具体方法如下。
(1)吸一口气,口充满气。
(2)仰头,屏气,低头,停住。
(3)抬头,松开拇指,用鼻孔呼气。

(二)呼吸要点

在刚开始练习时,练习者可以在吸气过程中用两手拇指按鼻子两侧,从而对正确完成呼吸动作发挥积极作用。

二、喉呼吸

在瑜伽呼吸观中指出,瑜伽练习者第二天性是喉呼吸。通常情况下,能够把喉呼吸每个周期划分成吸气、悬息、呼气、屏息四个阶段。练习者在吸气时,必须保证空气一直到达身体下半部分,随后逐步溢及锁骨;当练习者完成吸气阶段后,呼气还没有开始,呼吸呈现出暂停状态;呼气阶段是指气流由身体上半部分呼出,逐步排空身体下半部分;屏气阶段是指完成本次呼吸之后,下次吸气还没有开始。对喉呼吸来说,往往是练习者在疲惫状态下采取的呼吸练习,不仅能使练习者的心灵与神经系统处于更加安静的状态,还能提高练习者的睡眠质量,也能有效预防高血压。

(一)呼吸方法

喉呼吸的方法具体如下。

(1)采用坐姿,背部挺直,脊柱拉伸。放松身体,但不能过于懒散,目光焦点朝下或闭上眼睛。

(2)嘴巴闭合,注意力放在呼吸上来,用双鼻孔慢慢吸气,收缩喉头,关闭部分声门。做得正确时,会听到像"萨"的声音,这是一种轻柔而响亮的体内共鸣,从喉部响至心脏处。

(3)嘴巴闭合,把注意力转移到喉部,用双鼻孔慢慢呼气,收缩喉头,关闭部分声门。做得正确时,会听到像"哈"的声音,从心脏响至喉部。

(二)呼吸要点

呼气和吸气过程中,感觉气流轻轻地擦过喉管后部。

三、锁骨呼吸

锁骨呼吸就是瑜伽修持者把所有注意力都投入自己的锁骨

部位,其不但能对肺部进行彻底净化与强化,而且对实现全肺呼吸具有积极作用。

（一）呼吸方法

锁骨呼吸的具体方法如下。

(1)将双手放于锁骨两侧,放松,不要给身体施加任何压力。

(2)吸气,保持腹部和胸廓始终处于收缩状态,感觉双手被锁骨推起。

(3)呼气,让腹部和胸廓继续保持收缩,感觉双手和锁骨慢慢回落。

(4)吸气四拍,呼气四拍。

（二）呼吸要点

在呼吸过程中,感受锁骨的起落和胸腹的收缩。

四、胸式呼吸

胸式呼吸又叫"肋间肌呼吸",是人体自然呼吸的常见方式之一。在参与瑜伽运动的过程中,所有瑜伽坐姿或仰卧放松功均能够完成胸式呼吸。

（一）呼吸方法

胸式呼吸的具体方法如下。

(1)在体前躯干第十二肋两侧的位置放置双手,处于放松状态,保证身体不承受任何形式的压力。骨盆始终处于中立位。

(2)用较慢速度来收缩腹部和吸气,在腹腔壁内收的情况下,充分体会胸廓下部升高并朝两侧推出的过程。

(3)腹腔壁持续内收,呼气。

(4)在呼吸的全过程中,必须一直使腹部处于收缩状态,体会肋骨如同手风琴一样朝两侧扩展并收缩。

(5)吸气四拍,呼气四拍。

（二）呼吸要点

在呼吸过程中一定要保证腹部没有发生扩张，要促使空气能够直接吸入胸部、喉咙、支气管。

五、腹式呼吸

腹式呼吸也被称为"横隔呼吸"。对于全部瑜伽呼吸技巧而言，腹式呼吸是安全性和实效性最高的呼吸练习。众多实践说明，腹式呼吸不仅能对练习者的呼吸系统、循环系统、压力系统起到调节作用，还能对腹部器官进行合理按摩，推动内脏腺体分泌激素的过程处于正常。腹式呼吸适合刚刚接触瑜伽运动的练习者使用。

（一）呼吸方法

腹式呼吸的具体方法如下。

（1）双手放在脐部，不要给身体施加任何压力。吸气时，感觉气沉肺底，横膈下沉，这个下沉连带腹内脏器下沉。把空气直接吸向腹部，肋骨向外和向上扩张。

（2）呼气，横膈渐渐复位，小腹回落。要慢慢地、深深地呼气，肋骨向下并向内收。体内空气将呼尽时，双手微向下施压。

（3）吸气四拍，呼气四拍。

（二）呼吸要点

在呼吸过程中一定要彻底，呼气时要彻底、完全，将肺底残留的气体全部呼尽。

六、黑蜂呼吸

瑜伽练习者在呼吸过程中，体会到上颚与头部正中存在一根空心管子,当鼻腔和这根管子出现共鸣之后,往往会发出相对平稳的黑蜂"嗡嗡"声音的呼吸方式,这就是黑蜂呼吸。一般来说,在冥想或入睡之前可以做黑蜂呼吸练习。黑蜂呼吸可以向练习者大脑提供声波按摩,有效解决练习者的失眠问题、焦虑问题以及精神层面的压力。

（一）呼吸方法

黑蜂呼吸的具体方法如下。

（1）把完全式瑜伽呼吸和喉呼吸以及吸气三者进行有机结合,从而发出打鼾声。

（2）首先进行呼气,然后在共鸣状态下发出相对平稳的嗡嗡声。

（二）呼吸要点

在呼吸的整个过程中,运动者必须保证鼻腔与上颚与头部"管子"处在共鸣的状态。

七、净化呼吸

净化呼吸是对瑜伽练习者体内废弃物实施净化、把练习者体内废弃物带走的呼吸。净化呼吸的作用是保证血液中含氧量充足,对呼吸系统形成净化与强化作用。

（一）呼吸方法

净化呼吸的具体方法如下。

（1）采用站姿,双脚分开,与髋同宽。以完全瑜伽呼吸,用鼻子慢慢吸气。

（2）完全闭口,屏息4秒钟左右。

（3）用嘴呼气,将嘴唇压在牙齿上,留下一条小缝隙,使气体尽力通过狭窄的缝隙中呼出,直到彻底呼尽。

（二）呼吸要点

瑜伽练习者要想采取净化呼吸练习，一项基础性条件是没有造成肺部肌肉疲劳，瑜伽练习者需要充分结合自身能力来多次完成相关练习。

八、圣光调息

（一）呼吸方法

圣光调息的具体方法如下。

（1）采用坐姿，双手做任何契合手势或采用轻安自在心式放在两膝上。

（2）鼻子做腹式呼吸，慢慢、自然、自发地吸气。

（3）让腹肌轻轻用力，然后突然向脊柱收缩，横膈向胸腔收缩，小腹内收上提，用鼻子被动呼气。连续呼吸20次左右。

（4）在进行最后一次呼气时，彻底呼出肺部的空气，外悬息做大收束法。

（5）解除大收束，慢慢吸气。

（二）呼吸要点

在圣光调息的呼吸过程中，瑜伽练习者应当自始至终都处于放松状态，严禁做出过度用力的行为，千万不能因为呼吸造成身体震颤或面部扭曲。当瑜伽练习者感觉到轻度疲劳或眩晕时，必须要马上停止练习。严禁采用圣光调息的人群分别是高血压者、低血压者、存在心脏疾患或肺部疾患的人。

九、经络调息

（一）呼吸方法

经络调息的具体方法如下。

（1）用大拇指闭住右侧鼻孔，左侧鼻孔吸气，然后闭合左侧鼻孔，右鼻孔呼气，然后右鼻孔继续吸气，闭合右鼻孔，左鼻孔呼气，这便完成了一个回合。继续重复左鼻孔吸气，右鼻孔呼气，右鼻孔吸气，左鼻孔呼气。呼吸等长，尽量完成 10～20 个回合。

（2）和第一阶段存在很多相似之处，区别是每次吸气后均需要增加悬息（屏息），同时悬息时间需要和吸气时间或呼气时间相同。左侧鼻孔吸气，悬息；右侧鼻孔呼气，右侧鼻孔吸气，悬息；左侧鼻孔呼气。尽量完成 10～20 个回合，但是不要勉强，如果感觉到憋气，便可以不再悬息，交替呼吸即可。

（3）与第二阶段基本相同，只是在吸气和呼气后都要加入悬息，即左侧鼻孔吸气，悬息；右侧鼻孔呼气，悬息；右侧鼻孔吸气，悬息；左侧鼻孔呼气，悬息。吸气，内悬息，呼气，外悬息的时间都应相同，尝试完成 10～20 个回合。

（二）呼吸要点

在进行经络调息时，应该注意以下几个要点。
（1）患有心脏病或高血压的练习者严禁做悬息。
（2）正处在怀孕阶段的女性练习者严禁做悬息。
（3）患有低血压的练习者在呼气结束后严禁做悬息。

十、生命力呼吸

（一）呼吸方法

生命力呼吸的具体方法如下。
（1）闭住左鼻孔，用右鼻孔慢慢吸气。
（2）屏息，直至体表感到有压力。
（3）闭住右鼻孔，用左鼻孔慢慢呼气。注意呼气的时间要比吸气时间长。

（二）呼吸要点

除患有高血压、心脏病、肺病的练习者不可以屏息外，对于其他瑜伽练习者来说，对呼吸的掌握程度是练习者呼吸过程中有无必要实施屏息的重要根据。对于刚刚参与瑜伽运动的练习者来说，只能够重复五次，然后能够逐渐增加到 7 次。

十一、交替呼吸

交替呼吸法能够使心、肺、神经系统都得到有效锻炼，降低出现呼吸道疾病的概率，加快血液循环的速度，使皮肤血液供给得到大幅度改善，促使人感觉安静而自然，同时时刻保持清醒的头脑。按简易坐或莲花坐的坐姿坐好，右手轻轻握拳，伸出拇指、食指和中指。交替呼吸法具体如下。

（1）将并拢的食指和中指放于两眉之间的眉心，先用无名指按住左鼻孔，使空气从右鼻孔进入。

（2）用大拇指按住右鼻孔，屏息数十秒。

（3）松开无名指，使空气完全从左鼻孔呼出。

（4）从左鼻孔吸气、右鼻孔呼气重做这个练习。

（5）此姿势一般做 30～50 次。

十二、横膈膜呼吸法

使用横膈膜的呼吸手段就是横膈膜呼吸法。以下练习就是横膈膜呼吸的形式，从而从根本上解决扰乱自然呼吸的部分问题。开始练习时仰卧在毯子上。将 3 块毯子折成宽度比肩稍窄、长度略长于肚脐到头顶的距离的长方形。将 2 块毯子堆叠在一起，第 3 条毯子横着放在它们的一头。坐在毯子前面的地板上，躺下，将头枕在第 3 块毯子上，这样头部就略微抬高了。具体呼吸方法如下。

（1）下腹部/腹式呼吸。将双手放在下腹部肚脐正上方的位置，双手中指尖互相触碰，这样当你的腹部升起时，你的指尖就稍微分离。让吸进来的空气充盈整个下腹部和两侧，这样腹部会得到全方位的扩展。当你呼气时，下腹部收缩，指尖复位了。多做几次练习。

（2）腹部/胸式呼吸。将手放在胸廓的侧面，轻压肋骨。吸气时，除了下腹部升高了，胸廓也要向两侧扩展，这样就为呼吸创造出了更大的空间。注意观察你的胸廓扩展是如何使你的双手慢慢相互分离开的。多做几次练习。

（3）上胸部/肩式呼吸。将手放在上胸部，食指放在锁骨上。吸气时，上胸部充气并抬升。你会注意到即使你非常努力地呼吸，这个部位的活动也是很细微的。

十三、完全式呼吸

对于完全式呼吸，建议练习者采用坐姿或仰卧的姿势完成练习。把腹式呼吸与胸式呼吸进行有机结合，完全式呼吸就会由此形成。衔接腹式呼吸和胸式呼吸一定要顺畅而自然，如同一个渐进的波浪由身体中滑过。用较慢的速度吸气，首先鼓起小腹，当气体充满小腹之后，继续吸气促使整个胸廓都膨胀起来，略微提起肩部，如同潮水缓慢地上涨。在此之后，逐步呼气，先使双肩往下沉，用较慢速度把胸廓气体呼出，然后促使小腹逐渐收缩，把腹部气体挤压出去，如同潮水渐渐回落。练习者练习完全式呼吸的基础条件是真正掌握腹式呼吸和胸式呼吸。如果瑜伽练习者刚刚练习完全式呼吸，难免会出现头晕等现象，调整成自然呼吸就可以恢复正常。

完全式呼吸的优点是气量属于腹式呼吸与胸式呼吸的叠加，因为采用完全式呼吸的血氧含量会有所增加，所以人体的血液能够获得有效净化，呼吸系统会更加强壮，注意力集中时间会有所增长，神经系统能保持镇静状态，心跳会逐步减缓，练习者的身体和心理会处于瓶颈状态，内心会变得更加警醒。具体方法如下。

（1）在呼气过程与吸气过程中，把呼气时间与吸气时间做比较，分析吸气时间和呼气时间的具体长度，尝试对呼气进行略微控制，努力将呼气时间延长到吸气时间的两倍。如果吸气时练习者可以从 1 数到 3，那么呼气时试着从 1 数到 5 或者 6，体会呼吸的管道慢慢变细，试着把气息拉长，让它一点一点地从管道中流出，而不是一泻而下。

（2）尝试在这种呼吸频率中保持一段时间，尽可能对这种呼吸进行适应，逐步感受吸气与呼气的尽头有没有存在微小停顿，充分体会这个停顿的存在。具体来说，就是当吸气腹部鼓起时，不要着急马上呼气，而是先放松腹部的肌肉，然后再呼气，而呼气腹部凹陷时，也不要着急马上吸气，先松开腹部的肌肉，然后再吸气。这样，随着腹部肌肉的放松，在吸气和呼气的尽头都会有一个小小的停顿，这个停顿就是呼吸控制法的第二步。

（3）在身体彻底适应呼吸中间的停顿时，用较慢速度呼吸同样能够发生变化。当停顿变成瑜伽练习者的习惯后，停顿时间能够略微延长，吸气结束后不需要马上呼气，而是略微停顿一会再呼气，同样完成呼气后不要马上吸气，而是略微停顿一会再吸气，练习者感觉身体需要吸气时再吸气，身体需要呼气时再呼气，当不要吸气或呼气时，允许练习者身体处于停顿状态，这种停顿状态就是屏息。这种停顿仅仅是身体的自然表现，瑜伽练习者不会感觉到不舒服，这时就完成了呼吸控制法的第三步。

第二节　瑜伽冥想法

一、瑜伽冥想的作用

（一）消除内心的烦恼

在日常生活中，由于生活和工作上的压力，导致现代人的内心缺少平和、安静，内心比较浮躁，很多人都被抑郁、焦虑等心理问题困扰,从而导致出现了很多消极情绪和负面情绪。通过冥想,可以使我们重新审视自己的内心,暂时远离当前的世界,让自己暂时处于一种没有任何压力和烦恼的平和世界中。

(二)缓解人身上的压力

随着现代社会竞争的不断加剧,人们所面临的压力越来越大,压力大导致很多人出现了很多的疾病,因此,应该积极采取一些方式和方法来缓解人身上的压力。通过冥想练习,可以让人平复自己的心境、改善自己的情绪、缓解人身上的巨大压力。这是因为,冥想是一种非常好的使人保持内心平静的方法,能快速缓解人身上的紧张和压力。总之,瑜伽冥想是一种非常好的缓解压力的方式。

(三)提高人的精神体验

瑜伽冥想是一种非常好的精神体验方式,通过这种精神体验,可以让人暂时忘却现实世界的烦恼,在瑜伽冥想的精神世界中,人们可以充分感受到精神世界的美好,拥有一种积极的精神享受,人们在其中可以充分地感受世界的美好和宁静,从而拥有一个积极健康的心态,进而形成对现实世界的期待,从而更加积极地面对外在世界。

二、瑜伽冥想的姿势

(一)简易坐

练习者挺直身体坐下,保持髋部放松状态,两膝分开,两只脚都塞到对侧的大腿下面,这样双腿的重量就落在了双脚上,而不是落在膝盖上了,可以在大腿上放一个比较软的枕头,当然如果练习者感到背部有压力的话,也可以坐在软枕上,尾骨保持自然放松状态,双手放在膝盖或者大腿上,掌心保持向上的状态。

（二）佛教徒坐式

在瑜伽冥想中，通常会采用佛教徒坐式的方法，主要是通过让练习者坐在一个非常结实的坐垫上，练习者可以提起自己的臀部，让膝盖靠在坐垫两侧的地面上，小腿和双脚向后伸，保持脊柱的自然曲线，让练习者处于比较舒服的状态。

（三）床上静坐式

很多瑜伽练习者喜欢早晨起来以后，在床上进行冥想，这是因为早晨起来的时候，人的头脑处于安静的状态，这个时候可以采用床上静坐的方式进行冥想，可以用一些 V 字形的枕头来支撑你的背部，双腿进行交叉，上半身挺直坐起，用被子盖住双腿，肩上披上一条围巾，从而让练习者在冥想时，可以感到温暖，同时也可以选择一个能给你注入能量而不是让你放松的练习，可以手持念珠吟唱或者诵经，同时也可以睁开眼睛，温柔地凝视房间里的某一项东西。

三、瑜伽冥想的五持戒

（一）不杀生

不杀生主要是通过杜绝暴力、侵略、专制和对包括人类在内的所有生命的伤害，在冥想过程中，一定要注意对不杀生理念的思考和冥想。

（二）不妄语

瑜伽冥想者在进行冥想时，一定要注意克制欺骗、虚伪、隐瞒等，而应该去追求真理，练习者要不断去认清和接受自身，不能进行自我欺骗和蓄意歪曲，减少被花言巧语欺骗的机会，将更多的注意力放在事情的真相上。

(三)不纵欲

在瑜伽冥想的过程中,我们要学会克制自己的欲望,人的欲望是无限的,必须学会克制,特别是现代社会,人们出于对自由的追求,开始追求各种自己想要的东西,如金钱、权力、女色等,这些都不利于人的可持续健康发展。因此,通过不断冥想,让自己学会不纵欲,真正地成为身心健康和谐发展的人。

(四)不偷盗

人都有对利益的追逐之心,有的人为了自身的利益,而进行偷盗,不仅是一种犯罪行为,而且是一种对自己放松要求的行为,在这种行为下,通过瑜伽冥想,可以让练习者知道财产是带不走的,在生活中我们使用和享受的一切东西都只是借来的,不要违背自己的内心去进行偷盗。

(五)不贪婪

人的本性都是比较贪婪的,通过瑜伽冥想,可以让自己保持简单的生活,避免将时间、金钱和能量都花在物质利益上,而不贪婪是其中最重要的,人生更多的追求应该是获得精神上的成功和体验,而不是一直去追求各种物质性的东西。

四、瑜伽冥想的时间和地点

在进行瑜伽冥想的时候,可以选择在安静的清晨,或者在晚饭散步之后,同时也可以选择在睡觉前进行冥想,如果是在聆听了一些具有抚慰作用的音乐之后,也可以做一些冥想练习。

在选择冥想的地点时,应该选择一些比较安静、整洁的地方,在这样的空间中,可以放一个非常特点的椅子,或者是你喜欢的坐垫、靠垫,或者是一块比较舒服的毯子,同时也可以准备一张摆有香烛和鲜花的桌子,以及任何你觉得可以抚慰身心、启发心灵的物品。

当瑜伽健身练习者技巧达到一定程度后，可以随时随地地选择进行冥想，这是一种比较高级的冥想方式。

第三节 瑜伽休息术

一、瑜伽休息术的功能

瑜伽休息术即"瑜伽睡眠"或"心灵的睡眠"，可以帮助练习者恢复肌体和精神，缓解失眠、心脏病、高（低）血压和呼吸系统疾病的功效。对于过于疲惫和缺乏睡眠的人，10 分钟左右的瑜伽休息术练习就可以恢复体力和精力。

二、瑜伽休息术的练习方式

瑜伽休息术的练习方式包括以下两种。

(1)通过练习者本人在心中进行自我诱导。

(2)在瑜伽教练的带领下进行。

通常只有系统练习过一段时间瑜伽的学员才可能进行自我诱导式的瑜伽休息术练习，大多数学员仍然需要教练的帮助。

三、瑜伽休息术的姿势

(一)仰卧式

仰卧式属于最行之有效的瑜伽休息体式，能够改善练习者的睡眠状态；推动呼吸处于缓慢而顺畅的状态，能够使练习者的失眠、神经衰弱、身体机能紊乱等问题得到有效治疗；对高血压、心脏病以及癌症的发生时间和恶化时间产生延缓作用;能够让练习者的神经和心灵逐步过渡到安静状态,包括三个部分。

(1)准备。采取仰卧姿势,将头饰都解开;下巴略微收起,颈项后侧拉伸并拉近和地面的距离;紧闭双目,使整个身体处于放松状态,使呼吸维持平静而自然的状态。

(2)手位。手臂放在身体两侧斜向下,掌心朝上。

(3)体位。腰骶展开,臀部稍向外移动;大腿、膝盖和双脚都微微的外翻,自然地让全身下沉。

(二)婴儿式

简单来说,婴儿式就是模仿胎儿在子宫中姿势的一种瑜伽休息术体式,该体式不仅能有效放松练习者的整个脊柱和腰部,同时能使其神经系统处于安静状态,包括三个部分。

(1)准备。跪在地面,身体前倾,把额头放在地面上。

(2)手位。双臂放在身体两侧臀部向后坐在脚跟,手臂体侧下沉,手背触底。

(3)体位。倘若臀部接触脚跟的难度很大,或者身体前倾感比较严重,建议练习者手臂朝前方伸出去下沉;倘若练习者头部难以和地面接触或患有眼部疾病,则建议其双手握拳,一个拳头置于另一个拳头上,额头置于两个拳头上面。

(三)俯卧式

俯卧式作为一种瑜伽休息术体式,不仅能向人传递全面休息的感受,还能治疗落枕、消除颈部僵硬耿直具有积极作用,也能有效治疗腰椎疾患并预防各种不良体态,同时还可以增加人们的安全感,包括三个部分。

(1)准备部分。俯卧地面,头部轻轻偏向侧面,轻轻地依靠手臂的侧面;呼吸的时候感觉腹部和地面有轻轻的挤压感。

(2)手位部分。手臂向上伸出去。

(3)体位部分。整个躯干放松,双脚并拢,脚尖不动,脚跟外翻,小腿外侧下沉或双脚分开,脚跟朝内,脚尖朝外,大腿内侧、膝盖内侧和小腿内测下沉。

四、瑜伽休息术的具体方法

(一)瑜伽休息术的具体程序

对于瑜伽运动来说,其休息术属于一种有觉知的睡眠状态,是介于睡眠与醒觉之间的中间状态。从本质来说,瑜伽休息术和常见睡眠存在巨大差异,练习过程中练习者应当对其实施有意识地控制,同时从意识中清醒。通常情况下,完整瑜伽休息术的组成部分包括以下几个方面。

(1)感觉身体的位置并放松。

(2)感觉呼吸。

(3)感觉身体的每个部分都在放松,从脚向头移动。

(4)感觉脉搏、血液循环和能量的流动。

(5)通过积极的精神暗示来控制思维的波动,增加积极的潜能。

(6)感觉身体中宇宙的本质和宇宙的意识。

(二)三线放松法

(1)第一线:两手指—两手—两前臂—两上臂—两肩—颈部两侧—头部两侧。

(2)第二线:两脚趾—两足背—两小腿前—两大腿前—腹部—胸部—颈部—面部—头顶。

(3)第三线:足底—足跟—两小腿后部—两大腿后部—双臀部—腰部—背部—颈项—头后部。

五、瑜伽休息术的注意事项

在进行瑜伽休息术时,应该注意以下几个事项。

（1）光线要柔和，严禁光线过强。

（2）环境要安静，以免被突然的声响打扰。

（3）避免直接吹风，夏季练习时关闭空调及风扇。

（4）避免室温偏低，必要时应盖好毯子。

第四节　瑜伽洁净功

一、涅悌法

涅悌法不仅对鼻腔有清洁作用，也对流行感冒有预防作用，同时还对鼻炎与鼻窦炎具有非常明显的治疗作用，涅悌法具体如下。

（1）在一瓶已经准备好的生理盐水或矿泉水中添加一茶匙食用盐并充分调配，以备接下来使用。

（2）对两手进行彻底清洁，保证两个鼻孔中的鼻涕完全排出，同时对鼻孔做彻底清洁。

（3）左手手心凹起，倒入适量盐水。

（4）右手指闭住右鼻孔，左鼻孔放入手心内的盐水中，轻吸入盐水至鼻窦。

（5）停止吸水，屏气，抬头，水会从鼻孔流入嘴里。

（6）吐出嘴里的盐水，交换至另一侧练习。

二、商卡肠道清洁法

对于涅悌法来说，商卡肠道清洁法是其中的一种方法。商卡肠道清洁法对存在肥胖、便秘、胃胀气的人有明显效果。具体方法如下。

（1）准备1 000毫升的纯净水、1 000毫升的生理盐水、一粒成人量复合维生素、三茶匙蜂蜜。

（2）早晨不摄入任何食物，完成较短时间的热身运动后，用最快速度喝下纯净水。

（3）快速做如下瑜伽体位练习：摩天式（绕场 2 分钟，做 6 次）、风吹树式（做 6 次）、腰旋转式（做 6 次）、眼镜蛇扭动式（做 6 次）、腹部按摩功（做 6 次）、鸭行式（绕场 2 分钟）。

（4）用最快速度将生理盐水喝下，然后重复练习 1 次以上的瑜伽体位。

（5）在纯净水中添加蜂蜜，和复合维生素一起喝下，然后重复练习 1 次以上的瑜伽体位。

（6）做仰卧放松运动，运动时间大约是 20 分钟。

三、特拉他卡法

特拉他卡法的积极作用是：保养眼睛、提高视力，对练习者注意力、记忆力以及意志力的提升发挥积极作用，使练习者焦虑情绪、抑郁情绪以及紧张情绪得到有效缓解。具体方法如下。

（1）随意挑选一种瑜伽坐姿坐好。

（2）点燃一支蜡烛，放于体前约半米远，烛火与眼齐高。

（3）闭上眼睛，调整呼吸和心情，安静后睁眼凝视烛心。

（4）当练习者眼睛出现疲劳感或有泪水涌出时，将两眼闭上，将注意力集中在心灵屏幕上的烛火上。

（5）当心灵屏幕上的烛火消失不见以后，睁开双眼，将注意力集中在面前的烛火上。

（6）对洁净方法进行重复练习，练习时间大约是 15 分钟。

四、瓦尼萨尔·道悌

瓦尼萨尔·道悌也叫清火功。瓦尼萨尔·道悌不但对不同类型的胃部疾病和腹部器官疾病有防治作用，而且对练习者清肠火和增加食欲有积极作用，具体方法如下。

（1）采取雷电坐姿势坐好，在保证两大脚趾接触的基础上，努力使两个膝盖分开。

（2）身体微微朝前方倾斜，使背部处于挺直状态，使两肘处于伸直状态，张开嘴巴，努力使舌头朝下侧和外侧伸出。

（3）通过嘴完成浅而快的腹式呼吸，腹式呼吸应达到 30 次。

第五节　瑜伽的收束与契合

一、瑜伽的收束

瑜伽收束法属于封锁法之一，由梵文翻译过来就是"锁"。"锁"的具体作用是：将普拉那限制在身体的部分部位中，彻底密封通过调息取得生命之气，由此产生特定能量流动通路或由此产生某种力量，从而让练习者对产生的力量进行运用与疏导，向身体关键器官提供养分，有效增加练习者的体能与活力，对练习者身体恢复活力和大脑恢复活力发挥积极作用，最终顺利实现目标。瑜伽运动收束的学练方法包括以下几种。

（一）收腹收束法与横膈锁

1. 收腹收束的具体方法

（1）准备动作为山立功站姿。两脚分开，略比肩宽；从腰部向前放松弯曲的身体，双膝微微弯曲；双手指尖向内相对并支撑于膝部，可稍弯双肘用双臂支撑上半身，尽量放松胸腹。

（2）使用完全呼吸调整的方式，吸满气后彻底呼气，尽量将肺腔内的空气呼尽，感觉肚脐贴向脊柱。停止呼气后，鼻孔迅速再短促喷气几次，使双肺中不存积气。

（3）外悬息，做胸式模拟呼吸的吸气动作，感觉要将所有内脏从口中吐出。

（4）腹肌内收上提，保持姿势2秒。

（5）将腹肌有控制地用力向下向外推放，然后腹部复原。收功或持续外悬息，重复3～5次。

（6）慢慢站直，用鼻孔做有控制的完全瑜伽吸气。稍休息后，重复3次。

2. 收腹收束的要点

（1）对于患有胃溃疡、肠溃疡、十二指肠溃疡、慢性阑尾炎等严重腹部疾病的练习者，应当避免做收腹收束法与横膈锁练习。

（2）如果孕妇、高血压患者、低血压患者、心脏病患者、处于生理期的女性饭后时间没有超过3小时，则不可以参与该项练习。

（3）练习者完成该项练习之后，不可以快速起身并吸气。

（二）收颔收束法与颈锁

收颔收束法与颈锁和收腹收束法与横膈锁之间存在相似点，其同样是瑜伽练习的一种有效手段，不同之处是获得锻炼的身体部位。站在整体角度来分析，该部位的收束法不仅对减慢心跳、按摩甲状腺、按摩甲状旁腺有积极作用，也对缓解身心压力有积极作用，还能让练习者心理逐步过渡到安宁的状态，有助于练习者控制体重。

1. 收颔收束的具体方法

（1）采用全莲花坐、至善坐或其他任何一种瑜伽坐姿。

（2）双手采用轻安自在心式放在双膝上，双眼闭合或90%闭合。

（3）采用完全瑜伽呼吸，吸/呼足气后做内悬息或外悬息。

（4）挺直双肘，双手将双膝紧压在地面上，在双肩稍向前向上耸起时头部前弯，下巴紧贴锁骨。保持姿势直至不能舒适地悬息为止。

(5)放松双手、双肩和双臂,慢慢抬头。头伸直时,再次呼/吸气(外悬息之后开始练习的学员慢慢吸气;内悬息之后开始练习的学员慢慢呼气)。

2. 收颌收束的要点

(1)对于患有颅内压过高、血压过高、血脂过高、耳压过高、眼压过高的患者以及心脏疾患者,应当拒绝参与收颌收束法与颈锁练习。

(2)完成整个练习之后,不可以急切地改变结束动作,首先是促使头部位置得以舒缓恢复,当锁被打开之后才可以用较慢速度呼吸。

(三)会阴收束法

会阴收束法是最关键、最有效的一项收束法。会阴收束法不但能有效刺激与推动中枢神经以及交感神经,还能让下行阿帕那气转变成向上运行,不仅对便秘和痔疮有预防与治疗作用,还能让生殖腺体再次取得活力,使练习者的性欲得到引导或控制。通常情况下,会阴收束法主要包括以下两种。

1. 强式会阴收束法

(1)会阴收束法主要涉及身体因素和心理因素。但生殖器和肛门之间的区域就是会阴部位,关键是要施加很大的身体压力并进行收缩。

(2)开始:按至善坐打坐,一定要让你的脚跟紧紧顶住会阴。

(3)闭上两眼,放松。保持背部伸直。

(4)悬息,用力收缩会阴。

(5)试图观想脊根气轮收缩的"触发点"。

(6)尽全力增加维持收缩的时间,保持放松状态,同时恢复呼吸。

(7)完成强式会阴收束法的整个回合以后,只要存在适宜的机会,就应当尽可能增加次数。

2. 微妙式会阴收束法

(1)当练习者采用微妙式会阴收束法时,可以选择更加舒适的仰卧放松功姿势和坐着的瑜伽姿势来完成。

(2)需要注意的是,只有练习者可以准确感觉到脊根气轮"触发点"位置时,方可更加高效地完成微妙式会阴收束法,如此方可让练习者将注意力集中于该点,随后在该状态下方可完成微妙的肌肉收缩动作。众多实践表明,微妙式会阴收缩法的效果十分理想。

(3)练习者在采取微妙式会阴收束法时,可以有机结合收额收束法以及其他契合法或收束法,同时也能够单独练习。

二、瑜伽的契合

瑜伽契合法又叫"象征式"或"程式法"。特定的瑜伽姿势、调息术、收束法、部分集中注意力的方法共同构成瑜伽契合法。除此之外,部分能够引领能量流动的瑜伽体位以及冥想练习同样被归到瑜伽契合法中。瑜伽契合法主要包括以下几种。

(一)手指契合法

手指契合也被称之为"手的慕达"。手指契合法属于一种能够引导身体能量流动的练习,同时可以进一步改善冥想姿势练习,推动练习者心灵更加内向与稳定。在瑜伽学练过程中,手指、手势均具备特殊含义。

对于任何一个瑜伽动作来说,均具备内在含义。因此,练习者瑜伽运动学练过程中,应当高度重视手势的运用,不同手势往往象征着不同释义。瑜伽契合手势往往包含以下几种,具体如下。

1. 双手合十

双手合十也被称之为"佛慕达""思考的手势""钵印"等,双手掌心相对象征着平衡、调和、完美、有始有终,翻译过来就是真诚祝福、万事顺遂。练习者在做双手合十手势时,往往会说一句"南无思代"(梵文意为对对方由衷的尊敬);双手掌心向上,拇指在上相互交叠,其余手指在下相互交叠,男士右指在上,女士左指在上。

2. 韦史努手势

拇指、无名指和小手指伸直,食指和中指折起。

3. 楼德罗手势

拇指、食指和中指伸直,无名指和小指折起。

(二)胎息契合法

胎息契合的常见功能是将人体九窍中的八个封住,将向外的孔窍只留梵穴轮,从而充分发挥最小化人体感观的功能。通过以上动作,能够促使练习者反观内视、形成制感、缓解紧张、推动练习者心灵逐步恢复平静。

1. 契合方法

(1)采用释达斯瓦鲁普坐姿(左脚跟抵肛门,右脚跟抵会阴),也可用其他瑜伽坐姿先予以代替。

(2)以完全瑜伽呼吸吸气,内悬息。

(3)拇指抵住耳廓内凸起部位,向内推,封闭听觉;食指放在两上眼睑上,向外侧拉,封闭视觉;中指抵在两鼻孔上,向内推,封闭嗅觉;两无名指放在上唇两旁,两小指放在下唇两旁,向两侧拉,封闭嘴巴。

(4)练习者在保证姿势恰当的情况下,维持悬息,当悬息马上要达到极限时仅仅把鼻孔打开,用较短速度充分地呼气。

(5)在其他手指不动的情况下,选择完全瑜伽呼吸吸气,随后通过中指把双鼻孔封闭住。

2. 契合要点

首先进行安放手位的练习,练习过程中保证舒缓与扎实,练习开始时必须维持好速度,同时严禁过快。

(三)乌鸦契合法

在印度,乌鸦一直被人们视为神的使者,所以乌鸦在印度的"地位"极高,很多印度人均能够模仿乌鸦形态。印度作为瑜伽运动的起源地,所以瑜伽运动中难免有和乌鸦有关的内容。乌鸦契合不仅对疾病有预防和消除作用,还能对消化液分泌形成刺激作用,也能促使神经系统更加镇静,对体温形成有效控制。

1. 契合方法

(1)采用任何瑜伽坐姿或山立功开始。

(2)收缩双唇,聚拢成一个狭窄的圆形小孔。

(3)通过双唇聚拢成的小孔做完全瑜伽呼吸,感觉空气进入身体,身体各部位有清凉之感。

(4)闭合双唇,用鼻子缓缓地、彻底地呼气。

2. 契合要点

在练习乌鸦契合的过程中,应当让嘴和鼻子负责吸气和呼气。

(四)舌抵后腭契合

舌抵后腭契合不但能连通练习者身体内部的很多经脉,而且能有效刺激上颚后腔的很多腺体,由此实现镇定身心、引导生命之气在身体内部快速流通的目标,有效强化瑜伽练习的实效性。

1. 契合方法

(1)采用任何一种瑜伽坐姿开始。

(2)嘴巴闭合,舌尖沿着上腭向后反转,直至舌头背面紧贴上腭,将舌尖放在后腭、气管、食道三者的交叉点。

2. 契合要点

通常情况下,当练习者持续进行舌抵后腭契合后,其舌头会出现十分显著的疲劳感,这种情况下建议练习者适度休息,等疲劳感获得缓解后再练习。除此之外,如果练习者第一次完成这个练习,难免会出现恶心感,这时能够通过把舌头向牙齿方向移送的方法来处理,倘若练习者感觉口中发苦,则应当立即停止练习。另外,如果练习者刚刚结束一项大负荷运动则不要进行此项练习。

(五)鼻尖凝视契合法

在瑜伽运动的学练过程中,鼻尖凝视是一种效果显著的两眼保健练习,更是一项较好的双眼保健练习。对于瑜伽练习者而言,鼻尖凝视不仅能有效刺激中枢神经,在凝聚注意力方面同样具备特殊功效。

1. 契合方法

(1)采用任意瑜伽坐姿开始,凝视前保证身体的舒适。
(2)双手置于膝上,做拇指与食指的契合。舌抵后腭,双眼睁开,自然呼吸。
(3)双眼同时注视鼻尖,保持稳定。

2. 契合要点

在鼻尖凝视练习过程中,练习者必须保障双眼稳定地紧盯鼻尖,由此有效防止仅用一只眼睛看鼻尖的情况。当鼻尖凝视练习持续一定时间后,练习者的眼睛往往会出现疲劳,这时运动者可以进行暂时性休息,待眼部疲劳得到有效缓解后再进行练习。

(六)提肛契合法

从本质来说,提肛契合法是一种十分关键的契合法。提肛契合法具体就是收缩肛门,在所有时间段、采取所有姿势均能够练习提肛法。这里通过以下的例子来具体阐明在坐姿时的练习方法。

(1)开始:按任何一种瑜伽姿势打坐。

(2)放松,合上双眼。

(3)按正常情况呼吸,收缩肛门的括约肌。

(4)保持收缩肛门数 1～3 之久。放松这些肛门周围的肌肉,稍等数 1～3 或 5 之久,再次收缩肛门。

(5)多次完成该项练习,提肛不需要在时间上和呼吸保持统一。

练习者在完成提肛契合法时,能够任意维持提肛时间,在时间长短方面没有限制。提肛契合法适宜于全天任何时间段,同时站着、坐着以及躺着均可。

练习提肛契合法的积极作用是:一般来说,肛门区域生命之气是朝下运行的,而瑜伽练习者旨在促使其转变成朝上运行,肛门收缩能够推动瑜伽者顺利完成这个目标。提肛练习有助于患有痔疮和便秘的患者尽快康复。要想进一步增加提肛契合法对痔疮的治疗作用,应当把提肛与头倒立或肩倒立等倒转姿势进行有机结合。

(七)性能量运行契合法

对于瑜伽修炼而言,性的能量发挥着十分关键的作用。对于瑜伽哲学来说,性能量是相当珍贵的,比金子更加弥足珍贵。倘若练习者无法储存自身的性能量,同时无法把性能量改造或升华成身体健康以及更高级的心智力量与悟解能力,则修炼瑜伽必然无法取得成功。

瑜伽练习者不是让自己的性流体失去,而是保留它,使用它的力量去打通中经苏舒姆那管道。这样做会导致身体健康以及精神修养上的提高。而性能量运行契合法对于习瑜伽者保存和利用自己的性能量来说极为重要。具体方法如下。

　　(1)按一种舒适的瑜伽姿势打坐，两手放在两膝上。

　　(2)闭上双眼，放松。

　　(3)收缩性器官，或者说，把它向内、向上抽回。

　　(4)项提示：基本上还是使用排尿时为了挤压尿道而收缩的那些肌肉。

　　(5)当做这个收缩动作时，睾丸和阴茎(女性则为阴道)应稍微向内、向上抽动一下。

　　(6)保持这种收缩动作约几秒钟(如果你愿意的话，或长或短都可以)。然后放松这个部位。

　　(7)连续不断地完成。

　　不间断地针对这个部位进行收缩练习和放松练习，尽可能使练习时间达到预期目标。练习过程中不存在时间限制，但随着练习者练习次数的增加，其有助于其更加准确地掌握其本领，同时有助于提高成功的可能性。

　　练习者采用性能量运行契合法练习时，需要注意以下几方面的内容：为了使练习者准备感受运用性能量运行契合法时所使用的肌肉；同时有效发展这些肌肉，建议练习者完成如下练习——当练习者解小便时，尝试在尿液已经开始流出时停住它，同时仅仅依靠收缩力量来完成，然后再让尿液流出，跟着又停住它；等等。

　　性能量运行契合法的益处是：能够促使瑜伽练习者有效保留其珍贵的性流体，同时促使练习者将性流体运用在身体健康以及精神修养发展方面(有很多要想在瑜伽运动上取得很大成就的青年男性，都会因睡眠中丢失性流体而深受困扰)。合理练习性能量运行契合法，同时坚持健康的进食习惯和睡眠习惯，就可以有效解决这方面的问题。换句话说，就算男青年在睡眠过程中将要丢失性流体，同样能够训练出源于自身的肌肉控制能力，从而在事前有效阻止。针对此类情况，练习者应当立即做性能量运行契合法和会阴收束法，不建议其立即继续睡觉，相反应当练习瑜伽冥想前的预备功法以及瑜伽冥想功法。青年男性应当将性流体顺利升华或再次运用之后,同时生殖器与肛门区域得以有效封闭之后,方可继续睡觉。因此,在晚上睡觉之前,人们往往会做1~2分钟的性能量运行契合法以及会阴收缩法和肛门收缩法。

(八)大契合法

大契合对于生命能量的上行和身心的安定是有帮助的。除此之外,它的作用还体现在改善痔疮、便秘和消化不良等疾病方面。

1. 契合方法

(1)双腿并拢,向前伸直。

(2)坐在左脚跟上,左脚跟紧堵肛门,收缩肛门。

(3)挺直腰背,向前伸展,右腿伸直,用两手抓住右脚的大脚趾。

(4)采用完全瑜伽呼吸法吸气,内悬息。同时头向上抬起或垂下,下巴紧抵锁骨,收缩会阴。

(5)在舒适的限度内,保持长久的悬息后慢慢呼气,抬头,伸直腰背。

(6)交换体位练习。

2. 契合要点

(1)倘若练习者患有高血压或心脏病,则练习过程尽可能不要使用悬息或不要过多使用悬息。

(2)在抓脚趾环节,倘若练习者难以把脚趾抓住,则可以把双手置于便于安放的位置。

(3)在练习的整个过程中,练习者都需要让腰背处于挺直状态。

3. 积极作用

大契合功法对练习者身心安定有积极作用,由此能够有效降低实现瑜伽冥想的难度。大契合能够促使阿帕那生命之气不得不朝上运行,对昆达利尼蛇形成有效刺激,最终实现"执持"境界铺平道路的目标。除此之外,大契合的益处还体现在能够对消化机能失调、便秘以及痔疮进行有效治疗。

4. 注意事项

练习者应当把觉得舒服当成悬息时间的具体限度,严禁让双肺因过度用力而出现劳累。

(九)向天契合法

向天契合法可以造成制感状态,具体方法如下。

(1)按一种舒适的冥想姿势坐好。

(2)放松。

(3)做"舌抵后腭"契合法(克查利、木德拉)。

(4)做喉呼吸和凝视第三眼气轮契合法(开眼),然后慢慢把头向后仰起。不要把头一直往后放下去,只放到百分之八十五就行。另外,也不要把你的后脑勺靠落在肩背之上。

(5)缓慢而深长地呼吸。

(6)尽你所能长时间地保持这个姿势。当你疲倦时,慢慢把头收回伸直的姿势,停止做凝视第三眼、喉呼吸、"舌抵后腭"契合法。

如果做了一会儿,你的眼睛因为睁开做凝视第三眼气轮契合法而感到疲倦,就可以改为闭眼凝视第三眼气轮契合法,继续做下去。如果练习者要想尝试向天契合法,必须保证自身已经熟练掌握此类契合法所设计的各项个别功法,同时要认真了解这些功法的注意事项。

(十)第三眼凝视契合法

第三眼凝视契合对保持双眼健康有积极作用,并能够对下垂体形成有效刺激,进而使练习者注意力与记忆力得到大幅度提升;可以使练习者的压力、紧张、愤怒得到有效释放;并有助于练习者的神经系统保持镇定,促进练习者心灵处于平静状态。

1. 契合方法

(1)采用任何瑜伽坐姿开始。

(2)双手置于膝上,做拇指与食指的契合。

(3)舌抵后腭,双眼睁开,自然呼吸。

(4)将双眼及注意力集中到额上,放在两眉间,保持稳定坐姿。练习中,下巴始终平行于地面。

2. 契合要点

在练习过程中,倘若练习者两眼出现疲劳感,建议其将两眼闭上,保证注意力维持在内视额上两眉间和眉心轮上;倘若练习者两眼的疲劳感加重,则需要马上终止练习。

在完成第三眼凝视契合练习时,常常会出现练习者两眼朝上看且不由自主抬头的情况,针对这种情况必须高度重视并进行有意识地控制,练习过程中必须使头部处于稳定状态。

(十一)母胎契合法

母胎契合法旨在促使修习者能够将自身的心灵与感观由外部世界撤回来,即制感。母胎契合法的具体做法是闭两耳、双眼、鼻子和口,对自身内部的默念声音进行意守,具体方法如下。

(1)按一种舒适的瑜伽冥想姿势坐好,缓慢而深长地吸气。

(2)悬息。

(3)两手放到脸上,做下面的练习:用大拇指闭住两耳;用食指盖着两眼;用中指盖住两个鼻孔;用无名指压住上唇上边的位置,小指压住下唇下边的位置,从而把口闭住。

(4)在做这个姿势时,尽可能长时间地悬息。然后解除手指在鼻孔上的压力。

（5）缓慢而彻底地呼气。

（6）然后缓慢而深长地吸气（其他手指保持原位不动），然后再悬息，把中指放在鼻孔上。

（7）继续做这个练习，你喜欢做多长就做多长。

第七章 基础瑜伽健身习练

发展至今,瑜伽深受人们的广泛欢迎与喜爱,尤其是年轻女性,将其作为健身塑形的重要方式。对于瑜伽健身来说,其形式多样,比如当前较为流行的美体瑜伽、亲子瑜伽、办公室瑜伽等,但是不管选择哪一种,都要先做好基础瑜伽的健身练习,这也是本章的主要内容,主要包括瑜伽手印、坐姿、基本体式等方面的习练,由此,能够掌握基本的瑜伽健身技能,为人们参与到瑜伽健身习练中,提供科学的指导。

第一节 瑜伽手印习练

一、智慧手印

智慧手印能够让人很快地进入一种平静的状态,它是把自身的能量(即小宇宙的能量)和大宇宙的能量融合在一起的代表。

习练方法:大拇指与食指叠加或弯曲食指去触摸拇指的根部,其他三指自然伸展。拇指是个人的最高意识的象征,食指则是个人的自觉性的代表。

二、能量手印

能量手印对于大脑平衡得到调节是有所帮助的,能够使平静与信心回归人们,让人们自信满满,更有耐心。

习练方法:无名指、中指和大拇指自然叠加,其他手指自然伸展。

三、禅那手印

禅那手印是一种比较古典的手印,其有着非常强大的功能,具体来说,能够使人们的精神保持平和、稳定,对于记忆力和注意力的提高也有所帮助,同时还可以使高血压、抑郁症、失眠等症状得到改善,使身体更加和谐。

习练方法:两手叠成碗状,两拇指尖相连,这意味着空而充满力量的容器。在练习时需要注意:首先,采用坐姿,将手放在踝骨上;其次,在男女方面还有所区别,对男性来说,要左脚和左手在上,而女生则正相反,需要女性右脚和右手在上。[①]

四、大拇指手印

大拇指手印的习练能够有效增强习练者的活力和力量。

习练方法:大拇指、小拇指、无名指叠加,其他两指自然伸展。

五、双手合十手印

双手合十手印是身体和心灵的合一、人类与大自然的合一的重要体现,其能够使人的专注力增加。这种手印能够将一种尊敬和虔诚表达出来,因此其也往往被称为阴阳平衡手印。

习练方法:双手合掌手指并拢,两个大拇指相扣。

---

①　宋雯.瑜伽教学与实践[M].北京:北京体育大学出版社,2011.

第二节　瑜伽坐姿习练

一、简易坐

以直腿并腿坐为预备姿势,坐在地上或垫子上,两腿向前伸直,弯起右小腿,把右脚放在左大腿之下,弯起左小腿,把左脚放在右大腿之下。把双手放在两膝之上,头、颈和躯干都应该保持在一条直线上,而毫无弯曲之处(图7-1)。

二、半莲花坐

以直腿并腿坐为预备姿势,坐在地上或垫上,两腿向前伸直,弯起右小腿并让右脚脚板底顶紧你的左小腿内测,弯起左小腿并把左脚放在你的右大腿上面。尽量使头、颈和躯干保持在一条直线上,以这个姿势坐着直至感到极不舒服,然后交换两腿的位置,继续再做下去(图7-2)。需要强调的是,患坐骨神经痛的人不宜做此练习。

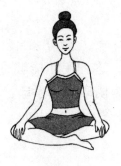

图 7-1

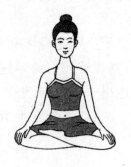

图 7-2

三、莲花坐

先做坐下的姿势，坐在地上或垫上，双手抓住左脚，将其放于右大腿上，脚跟放在肚脐区域下方，左脚底板朝天。双手抓住右脚，扳过左小腿上方，放在左大腿上，把右脚跟放在肚脐区域下方，右脚板底也朝天。脊柱要保持伸直，尝试努力保持两膝贴在地上，尽量长久地保持这个姿势，交换两腿位置，并重复多次进行练习（图7-3）。

四、雷电坐

以直腿并腿坐为预备姿势，两膝跪地，两小腿胫骨和两脚脚背平放地面，两脚靠拢。两个大脚趾互相交叉，使两脚跟向外指，伸直背部，将臀部放落在两脚内侧，在两个分离的脚跟之间（图7-4）。

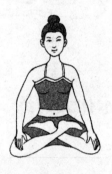 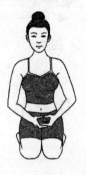

图 7-3　　　　　　　　　　图 7-4

五、至善坐

以直腿并腿坐为预备姿势，弯曲左小腿，右脚捉住左脚使左脚跟顶住会阴，左脚板底紧靠右大腿。曲右小腿，将右脚放于左脚踝之上。右脚跟靠紧耻骨，右脚板底放在左腿的大腿与小腿之间。背、颈、头部保持挺直。闭上双眼，内视鼻尖处，保持若干分钟之后交换两腿位置（图7-5）。

六、吉祥坐

　　以直腿并腿坐为预备姿势，弯曲左小腿，左脚板顶住右大腿；弯曲右小腿，右脚放在左大腿和左小腿腿肚之间；两脚的脚趾应该楔入另一腿的大腿和小腿腿肚之间；两手放在两腿之间的空位处或是两膝上，头、颈和躯干保持在一条直线上。该姿势除了会阴不被顶住之外，其他各方面完全和至善坐一样（图7-6）。这一坐姿对于患有坐骨神经痛或骶骨感染的人是不适宜习练的。

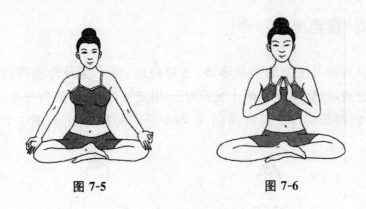

图 7-5　　　　　　　　　　　　　图 7-6

第三节　瑜伽基本体式习练

一、瑜伽基础体位动作习练

（一）前伸展式

（1）坐在地上，两腿向前伸直。

（2）上身躯干向后方倾，同时两掌移向两髋的后方，十指指向两脚。

（3）弯曲双膝，把两脚平放在地面上。

（4）呼气（收缩腹部），一边轻柔地将臀部升离地面。

（5）然后将两脚移向前边，从而两膝变成伸直不屈。

（6）两臂应垂直于地上，身体重量落在两臂、两脚之上。

（7）把头抬起或让它垂下。

（8）正常地呼吸，保持这个姿势 10～30 秒钟。

（9）呼气，慢慢把身体放回起始的姿势（图 7-7）。

（10）休息。

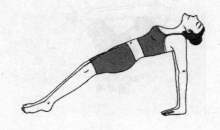

图 7-7

（二）蛇扭动式

（1）俯卧地上，两手掌平放在胸膛两侧的地板上。

（2）吸气，伸臂抬起身体，直至两臂完全伸直为止。

（3）把头转向右方，两眼注视左脚的脚跟。

（4）保持这一姿势几秒钟，然后把头转向左方，两眼注视右脚的脚跟（图 7-8）。

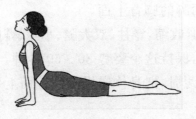

图 7-8

（三）船式

（1）呈仰卧姿势，双脚并拢，两臂平放在身体两侧。

（2）吸气，并将上身、双脚与两臂向上抬起，以脊椎骨作为支点臀部着地，使身体保持平衡。

（3）锁紧脚跟，双脚以 45°角撑展蹬直，躯干与双脚形成"V"形。两手向前伸直，并指向脚尖方向。挺直腰背和胸膛，双脚并拢夹紧。屏息保持该姿势5秒钟。

（4）吐气，慢慢将身体平放回地面，调整呼吸，全身放松(图 7-9)。

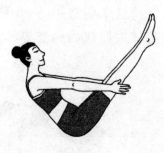

图 7-9

（四）狗伸展式

（1）开始这个姿势时，先腹贴地俯卧。脚趾伸直指向后方，轻微分开两脚。

（2）两手掌平放在胸膛两侧的地板上。手指指向前方。

（3）然后吸气，伸直两臂。

（4）把脊柱和颈项尽量向后方伸展。

（5）在保持两膝伸直的同时，用两脚脚背撑住地面，把两腿升离地面。两个小腿肚子、两膝和两大腿应略略高于地面，全身重量应落在双掌和两脚的脚背上面。

（6）臀部应紧紧收缩，脊柱、双大腿、小腿、臂膀都应尽量伸展。

（7）深深吸气，保持这个姿势 30～60 秒钟。

（8）然后弯曲两肘，把身体慢慢放到地面上(图 7-10)。

（9）休息。

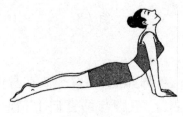

图 7-10

（五）猫伸展式

（1）双膝跪于地，脚背紧贴在地上，脚板朝天，并坐在双脚上，双手放于膝盖处，伸直背部，调匀呼吸。

（2）上身前俯，挺直腰背，使躯干和地面平行。两手掌按在地上，手臂垂直并与地面成直角，同时保持与肩膀同宽，指尖指向前方。

（3）吸气，并缓慢地将盆骨翘高，腰向下微曲而形成一条弧线。肩膀下垂，保持颈椎和脊椎在一条直线上。

（4）呼气，同时逐渐使背部上拱，并带动脸向下方，视线望向大腿位置，直至感到背部有伸展的感觉。配合呼吸，重复上述动作6～10次。

（5）完成动作（4）后，腰背再一次挺直，同时抬起右脚向后蹬直至与背部成水平位置，脚掌蹬直，左手向前方伸展。抬头，眼视前方，背部伸展。伸直的手和脚与地面保持平行（图7-11）。

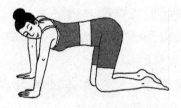

图 7-11

（六）腿旋转式

（1）仰卧，两腿伸直。

（2）两臂放在体侧。

（3）把右腿升离地面，膝部仍须伸直，用右腿顺时针方向做圆圈旋转运动。

（4）头部和身体其余部分都应该继续保持平贴地面。

（5）做8～10次旋转运动之后就停止，再做8～10次逆时针方向旋转运动。

（6）用左腿做同样的练习。

（7）休息几秒钟，然后将两腿一齐升起，顺时针方向和逆时针方向各转 8～10 次。

（8）休息，直到你的呼吸恢复正常为止（图 7-12）。

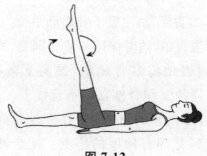

图 7-12

（七）顶峰式

（1）跪下，臀部放在两脚脚跟上，脊柱挺直。

（2）两手放在地上，抬高臀部，两手两膝着地跪下来。

（3）吸气，伸直两腿，将臀部升得更高。

（4）双臂和背部应形成一条直线，头部应处于两臂之间。整个身体应像一个三角形的样子。

（5）将脚跟放在地面上。脚跟不能停留在地面上，就应该让脚跟上下蹦弹，来帮助伸展腿腱。

（6）正常地呼吸，保持这个姿势约 1 分钟。

（7）呼气，回复两手两膝着地的跪姿（图 7-13）。

（8）重复 6 次。

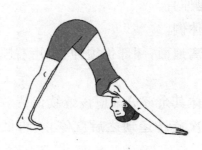

图 7-13

（八）骆驼式

（1）开始时，跪在地上，两大腿与双脚略分开。脚趾向后方指。

（2）吸气，两手放在两髋部，轻轻将脊柱向后弯曲，伸展大腿的肌肉。

（3）然后在呼气的同时，把双掌放在脚底之上。保持两大腿垂直于地面，将头向后仰，用双掌压住两脚底，借此轻轻将脊柱向大腿方向推。

（4）一边保持此式一边把颈项向后方伸展，收缩臀部的肌肉，伸展下脊柱区域。

（5）保持 30 秒钟后将两手放回双髋部位，慢慢恢复预备势。

（6）坐下来休息（图 7-14）。

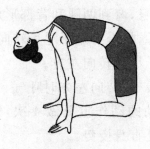

图 7-14

（九）直角式

（1）挺直身子站着，两脚靠拢，两臂靠体侧下垂。

（2）两手十指相交紧握，高举过头。

（3）抬头，两眼注视相握的双手。

（4）呼气，用脊柱基座作为支点，向前弯身，直到背部和双腿形成一个直角。

（5）此期间两眼始终注视十指相交的两手。

（6）呼吸要正常，保持这个姿势 6～12 秒钟。

（7）回复直立姿势，两眼也一直注视十指相交的两手（图 7-15）。

（8）重复至 12 次之多。

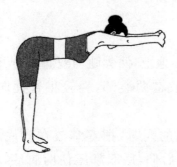

图 7-15

（十）腰转动式

（1）挺直身子站立，两脚分开约 50 厘米左右。

（2）十指相交，吸气，两臂高举过头。

（3）转动手腕，让两手掌心向上。

（4）呼气，向前弯身，弯到两腿和背部形成 90°角为止。

（5）两眼注视两手，将上身躯干尽量转向右方。

（6）再将上身躯干尽量转向左方。

（7）转向右方时吸气，转向左方时呼气。

（8）把这左右转动的动作重复做 4 次，然后把上身躯干收回原来的中心位置，恢复直身姿势。

（9）放低双臂，放开两手。重复做整个练习（图 7-16）。

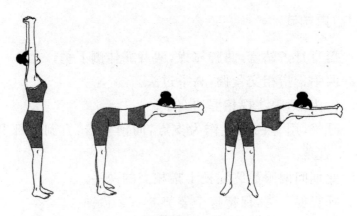

图 7-16

（十一）双腿背部伸展式

（1）挺直上身坐着，但应放松，两腿向前伸。两腿及两脚并拢，两手掌心应舒适地放在大腿的下半部上，两肘略向外弯。不可弯曲双膝。

（2）开始先向前平伸双臂。两手并拢，两肩向后收。

（3）慢慢吸气，将双臂高举过头部，向后方靠约数英寸。这个姿势有助于充分伸展脊柱，并使人易于从下背部而不是上背部开始做向前弯身的运动。

（4）保持双臂高于头部，慢慢向前弯，一边做一边呼气。向前弯时，尽量长久地保持脊骨伸直，当必要时可以先从脊骨底部弯起。

（5）尽可能舒适地向前弯下来时，两手抓着小腿，只要不引起不舒服的感觉，抓得尽量远些。当然，更重要的是抓到个人感到舒适的那个点。

（6）将两肘向外和向下弯，用这个办法将躯干拉近双腿，注意拉的程度以感到舒适为限。

（7）低下头部，使它尽量接近你的双膝，让它柔软地下垂。

（8）闭上双眼，将注意力集中在两眉之间的一点上。

（9）放松，保持这个姿势，并数1～10。

（10）开始时，头可能无法触及双膝。但只要你有规律地、耐心地练习这个姿势，头部很快就能舒适地靠落在双膝之上，而做这个双腿背部伸展式时，两肘也能放在地板上，或接近地板。

（11）慢慢吸气，伸直双臂，逐渐抬高躯干，直到再次挺直身子坐着（图7-17）。

（12）放松20秒钟，再做此式2次。

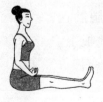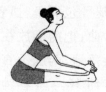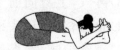

图 7-17

(十二)三角转动式

(1)先做"基本三角式"来开始做这个练习,深深吸气。

(2)保持两膝伸直的同时,将右脚向右方转 90°,左脚向右方转约 60°。

(3)呼气,双臂伸直,将上身躯干转向右方,让左手在右脚外缘碰触地板。

(4)右臂应向上伸展,与左臂成一直线。

(5)保持这个姿势约 30 秒钟。保持这个姿势,双眼注视右手指尖,伸展双肩及肩胛骨。

(6)吸气,再慢慢先将双手、躯干以至最后将两脚转回各自原来的伸展状态。然后再转回基本站立式。

(7)吸气,再在左方做同样的伸展姿势(图 7-18)。

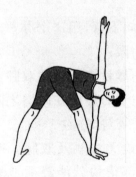

图 7-18

(十三)叩首式

(1)跪坐,臀部放在两脚脚跟上,两手放在两大腿上,脊柱伸直。

(2)两手滑动到小腿腿肚包那里,抓着腿肚包。

(3)呼气,上身向前弯曲,把前额放在地板上。

(4)抬起臀部,让头顶落地,两腿垂直地面。

(5)正常地呼吸,保持约 10~15 秒钟。

(6)回复到原来的跪坐姿势(图 7-19)。

(7)重复 10 次。

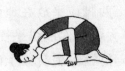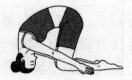

图 7-19

(十四)蹲式

(1)挺身直立,在感到舒适的情况下将两脚宽阔地分开,两脚指向外侧。

(2)两手十指相交,两臂轻松地下垂。

(3)弯曲双膝,慢慢将身躯向下降低。

(4)降低约 0.3 米之后,就伸直双腿,恢复挺身直立的姿势。

(5)再次弯曲双膝,把身躯降下得比第一次还要略为低一些。

(6)伸直两腿,恢复挺身直立的姿势。

(7)再次弯曲双膝,把身躯降低到两大腿与地面平行。

(8)恢复挺身直立的姿势。

(9)把身躯降低到两手略微高于地面。

(10)恢复挺身直立的姿势,放松休息。

(11)当降低身子时就呼气,当身子升起时就吸气(图 7-20)。

(12)重复做 6～12 次同样的练习。

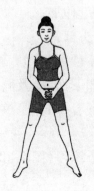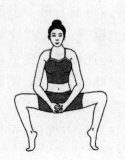

图 7-20

(十五)花环式

(1)挺身直立,两脚靠拢,蹲下。两脚应平放在地面上。

(2)把臀部升离地面,伸出两臂去帮助你取得平衡。

(3)一边保持两脚并拢,一边分开两腿,上身躯干向前倾。

(4)把两个胳肢窝展开盖住两膝内侧,两手抓住两脚踝的背后,把头垂下放在地上。

(5)正常地呼吸,保持这个姿势约20秒钟。

(6)吸气,抬头,两手放开两踝,休息(图 7-21)。

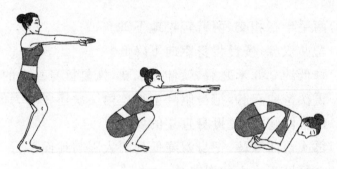

图 7-21

(十六)虎式

(1)开始时跪下,臀部坐落在两脚跟上,脊柱要伸直。

(2)两手放在地板上,抬高臀部,做出爬行的姿势。

(3)两眼向前直视,吸气,把右腿向后伸展。

(4)蓄气不呼,弯曲右膝,把膝指向头部。

(5)两眼向上凝视,保持这个姿势几秒钟。

(6)呼气,然后把屈膝的腿放回髋部下面,挨及胸部。

(7)保持脚趾略高于地面,两眼向下看,用鼻子擦膝部。

(8)脊柱应弯成拱形。

(9)再把右腿向后方伸展,重做这个练习(图 7-22)。

(10)每条腿做 6 次。

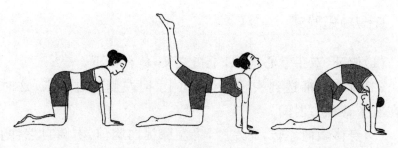

图 7-22

（十七）弦月式

（1）保持山立功的站姿。双手自胸前合掌，吸气，向上抬起，伸展过头，手指向上，上臂尽量地放在耳后。保持身体的挺拔与伸展。

（2）呼气，注意保证两髋骨骼前上棘在一个高度上，骨盆垂直于地面，身体向左侧弯曲，眼睛看向右斜上方。不要出现身体侧弯时，一只脚承重，而另一只脚无法保持平衡的状况，也就是不要向一侧顶髋。在头上合掌的双手可以将拇指扣在一起，不要将掌心分开。保持手臂的挺拔与伸展。

（3）吸气时，身体回到向上的伸展。

（4）再次吸气，向右侧弯身体（图 7-23）。

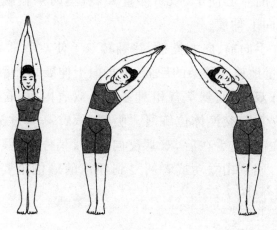

图 7-23

(十八)鱼戏式

(1)俯卧,双手掌心向下,十指交叉,放在额下。

(2)将右肘推送到头顶,肘尖向上,向左侧转过脸来,这时头枕在右上臂和右肘间。

(3)身体微向左转,屈左膝,将左膝提向胸前,右腿自然伸直,左前臂放在左膝上。此时,右耳是按压在右上臂上的(图 7-24)。

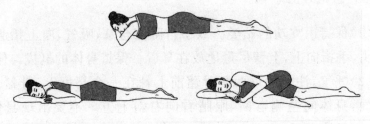

图 7-24

(十九)拨云式

(1)可以采取山立功或者任何喜欢的姿势开始。

(2)吸气时掌心向下,双肩伸直外展,至两手在脑后部相触到时再尽力地向上伸展。

(3)让左手向前、向右推送,并翻转双手使双手掌心相对合拢。让两上臂尽量地放在耳朵的后面,手指向上伸展。停留 4～6 秒。

(4)打开双手,回到掌背相对姿势。双肩内收,自体侧放下手臂,回到山立功。交换体位练习。吸气,双臂高举过头,上臂置于耳后,右手在前,左手在后,双掌反向合十,稍停留。呼气时,双臂回身体两侧,回到山立功或者回复到任何的瑜伽坐姿。注意动作同呼吸的配合(图 7-25)。

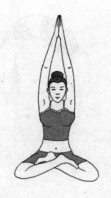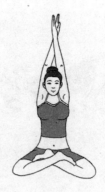

图 7-25

二、瑜伽体位动作提高习练

(一)轮式

(1)背部贴地面仰卧,双腿伸直,两手放在体侧,掌心向下。

(2)屈膝,将脚跟收回紧贴大腿背后。

(3)两脚底应继续平放在地面上。

(4)如果体重逾常或肢体特别僵硬,就可能发现两脚无法做到紧贴大腿。如果是这样的话,就把两脚跟尽可能靠近上腿的背面。

(5)把双手放在头部两边,掌心平贴地板,指尖向着脚的方向。

(6)深深吸气,拱起背部,将髋部与腹部向上升起。

(7)让头部向地板低垂,同时双手、双腿均用力向下按。

(8)舒适而平稳地呼吸。

(9)保持这个姿势,数 1～10。

(10)弯曲双肘,借此先慢慢把头放低到地面上。

(11)把双臂、双腿回复到原来开始的姿势。

(12)舒适地休息一会儿,然后再做一次(图 7-26)。

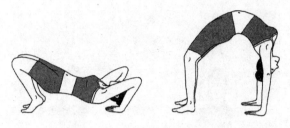

图 7-26

(二)鱼式

(1)按基本莲花式坐好。

(2)把盘成了莲花坐的两腿平放地面上,背贴地仰卧。

(3)呼气。

(4)抬高颈项和胸膛,拱起背部。

(5)把头顶放在地面上。

(6)用手抓住大脚趾,大大增强背部的拱弯程度。

(7)用鼻做深呼吸。

(8)保持 2 分钟。

(9)然后放开脚趾。

(10)两臂相抄,用手抓着另一臂的肘部。

(11)把两前臂放在头部后面的地面上。

(12)再保持这个姿势 1 分钟。

(13)把后脑勺、颈项和背部滑回地面上,伸直两腿,仰卧,休息一会儿。

(14)吸气,坐起回复莲花坐(图 7-27)。

(15)交换两腿位置,重做这个练习。

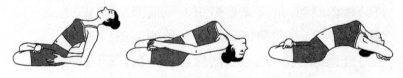

图 7-27

（三）弓式

（1）俯卧，两臂靠体侧平放，掌心向上。

（2）腿、脚全都并拢。

（3）屈膝，将两小腿尽量收回臀部。

（4）把两手向后伸，抓住曲脚或两脚踝。

（5）深吸气后，尽量翘起躯干，背部成凹拱形，头部尽量向后抬。

（6）同时用手把双腿往后拉，尽量把双膝举高。

（7）保持这个姿势由 1 数到 5，这时呼吸要正常。

（8）从这个姿势回复原态的方法是：一面还是抓住两脚，一面慢慢把上身放下来，放回地板上。

（9）然后，放开双脚，逐渐将双腿放回地板上。

（10）把头转向侧边，脸颊贴地，彻底放松（图 7-28）。

（11）再做两次。

（12）每个星期可以增加 1 秒钟保持弓式的时间，直到你能够保持数 1～10 那么久。

（13）当充分习惯于练习这个姿势时，就可以保持弓式姿势轻轻前后摇晃，做"摇篮式"的练习。

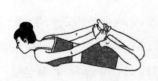 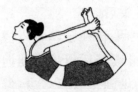

图 7-28

（四）格拉达式

（1）俯卧，双膝间保持一个横拳的距离。上屈双膝，左手抓握左脚掌，翻转手腕，掌根按压左脚掌，左手指和左脚趾指向同一方向，左脚掌贴近左臀。抬右臂，右手抓握右脚大脚趾的一侧。

（2）深吸气，呼气时抬头，胸部抬离地面，向上翘起躯干。左臂向下按压左脚掌,右臂向上提拉右脚掌。尽量将左脚掌与髋同高,与地面平行,右大腿尽量高地离开地面。髋关节不要外翻。

(3)保持姿势,停留 15 秒左右。

(4)呼气时,放落右腿,打开左臂,伸直双腿,俯卧,侧过脸来,稍休息。

(5)交换体位练习(图 7-29)。

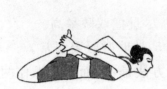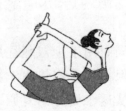

图 7-29

(五)犁式

(1)平直仰卧,两腿伸直但放松,两脚并拢。两手应平靠体侧,掌心向下。以这种姿势放松至少 17~20 秒钟。

(2)吸气,一边保持两腿并拢、两膝伸直,一边两掌轻轻用力向下按,收缩腹部肌肉使两腿离开地面举起,升至躯干上方。当两腿上升至躯干成垂直角度之后,呼气,并继续将两腿向后摆至两脚伸过头后。

(3)如果脊柱已经相当僵硬,就保持这个姿势,数 10 秒。

(4)继续舒适地将两腿向后伸,并向下降,在不感到吃力的情况下尽力做到多少算多少,然后停住,保持着这个姿势。

(5)如果躯体相当柔软,脚趾就会碰到地面。

(6)保持这个姿势 10~15 秒钟,缓慢而有规律地呼吸。

(7)现在将双脚向头后送去,两臂滑向背后。这会将更大重量移至脊柱的顶部。

(8)保持姿势,数 1~10(如果开始感到太吃力,可以少数)。

(9)在这部分练习的整个过程中,两膝保持平直。

(10)将两手滑动着收回躯体两侧,膝部弯曲,然后一节脊椎接一节脊椎地"展开"卷曲的身躯,直到臀部再次贴在地面上。

(11)要确保头部不离开地板以免破坏动作的连贯性。为了不让头部离开地面,要在"展开"躯体时轻微地拱起颈项。

(12)在臀部接触地面之后,双腿就可以伸直,然后顺势放下来。

(13)回复到原来开始的姿势(图7-30)。

(14)休息20秒钟,然后再做两次。

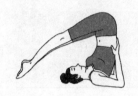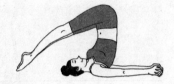

图 7-30

(六)肩倒立

(1)开始练这个姿势时先像开始做犁式练习那样仰卧着,即背部贴地平卧,两臂平放身体两侧,掌心向下。

(2)两臂轻轻向下按以求平稳,慢慢将腿举离地面。

(3)当两腿垂直地面时,升起髋部,将腿部向后方送得更远,让两腿伸展在头部之上。

(4)从此时开始,两脚不再是像犁式那样往下放低,而是要在这时候向上举起来。

(5)为了举起两腿,首先要用两手托起下腰部的两边,然后撑起躯干。

(6)慢慢尽量伸直,不要过于紧张或做无谓的用力。

(7)将下巴收进来,顶住胸部。

(8)舒适地呼吸,这个姿势最少保持1分钟,最好是3分钟。

(9)在经常练习肩倒立式之后,躯体会随着时间延长越来越伸得更直。最后,双腿和躯干会完全伸直,与头部成为90°。

(10)要从这个姿势回复常态,做法是慢慢放低两腿,让它们再次伸展在头部上方。

（11）放下双手，平放地面上，掌心向下。

（12）慢慢放平髋部，并放下到地板上。

（13）为了使头部继续和地面接触而不是猛然翘起，如有必要的话，可拱起颈项。

（14）伸直两腿，慢慢放下到地板上。

（15）以此姿势放松休息至少 30 秒钟。

（16）在一套练习内容中，肩倒立只需做一次便够（图 7-31）。

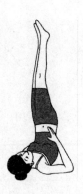

图 7-31

（七）脊柱扭曲式

（1）开始时，挺直身子坐着，两腿前伸。

（2）将左边小腿收向内，让左脚底挨近右边大腿的内侧。

（3）然后将右膝收到离右肩 6～2 英寸的地方（右脚要保持平放在地板上）。将右脚移过左膝之外，如有必要，可用双手帮助提起右脚以便让右脚稳妥地放在左膝或左大腿下半节外侧。

（4）举起左臂，把它放在右膝的外侧。然后伸直左臂，抓着右脚或右脚踝。

（5）现在向前伸出右手，高与眼齐，两眼注视指尖。

（6）右臂保持伸直，慢慢转向右方。

（7）在右手尽量向右方转动时，要继续注视指尖。在这样做的过程中，颈项、两肩、脊骨等就会自然而然地转向右方。

（8）当右手尽可能舒适地放到最右的地方时，就把它放下来，把手背放在左腰上。

(9)做深长而舒适的呼吸,保持这个姿势由 1 数至 10 之久。

(10)将右手举回与眼等高的水平位置,两肘保持伸直,把右手慢慢抽回躯干前边。

(11)用完全相反的程序恢复原态。

(12)稍稍休息之后,用身体的另一边做同样的练习。

(13)这个练习左、右每边各做 2 次(图 7-32)。

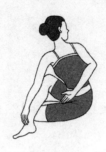

图 7-32

(八)战士一式

(1)先从基本站立式开始,两脚并拢,两臂靠着躯体两侧。

(2)双掌合十,高举过头并尽量伸展。

(3)然后吸气,两腿分开。

(4)呼气,将右脚和上身躯体向右方转 90°,左脚只需向同样方向(即右方)略转过来。

(5)然后屈右膝,直到大腿与地板平行,而小腿则与地板及大腿成垂直角度。

(6)将左腿向后伸,膝部挺直。

(7)头向上方仰起,两眼注视合十的手掌,尽量伸展脊柱。

(8)有规律地呼吸。

(9)保持这个姿势 20～30 秒钟。

(10)回复到基本站立式,按相反方向做同样的练习(图 7-33)。

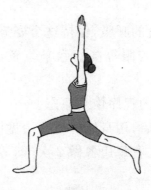

图 7-33

(九)向太阳致敬式

(1)挺身站立,但要放松,两脚靠拢,两掌在胸前合十,正常地呼吸。

(2)两脚保持平放在地上。随着把双臂高举头上(举臂时,两手食指相触,掌心向前),缓慢而深长地吸气,上身自腰部起向后方弯下。

(3)两腿、两臂伸直,上身向后弯以帮助增加脊柱的弯度。

(4)一面呼气,一面慢慢向前弯身,用双掌或两手手指触及地板(不要弯曲双膝)。以不感到太费力为限,尽量使头部靠近双膝。

(5)一面保持两掌和右脚在地板上稳定不动,慢慢吸气,同时把左脚向后伸展。

(6)在做上述动作的过程中,慢慢把头向后弯,胸部向前方挺出,背部则成凹拱形。

(7)一面慢慢呼气,一面把你的右脚向后移,使两脚靠拢,两脚脚跟向上,臀部向后方和上方收起。两臂和两腿伸直。

(8)一边呼气,一边让臀部微微向前方移动,一直到两臂垂直于地面为止。然后蓄气不呼,弯曲两肘,把胸膛朝着地板方向放低(臀部和腹部比胸部离开地面还高少许)。

(9)一边保持胸部略高于地面,一边慢慢呼气,把胸部向前移,直到腹部跟着大腿接触地面。

（10）吸气，同时慢慢伸直两臂（或者以不过劳背部为限，尽量伸直两臂），上身从腰部向上升起。背部应成凹拱形，头部像眼镜蛇式那样向后仰起。

（11）呼气，同时把臀部升高到空中。

（12）一边吸气（双掌和右脚稳定地放落在地面上），一边弯曲左腿并将左脚伸向前边。向上看，胸膛向前挺，脊柱呈凹拱形。

（13）一边保持两掌放在地板上，一边慢慢呼气，把右脚放在左脚旁边。低下头，伸直双膝。

（14）一边吸气，一边慢慢抬高身躯，两臂和背部向后弯曲。

（15）一边呼气，一边回复到开始的姿势，两掌在胸前合十（图 7-34）。

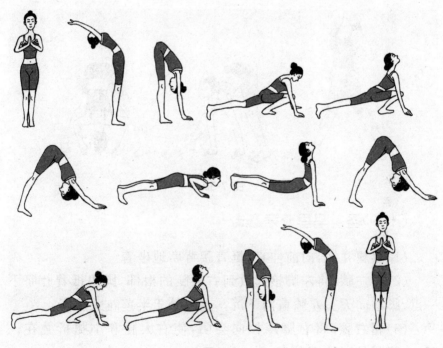

图 7-34

（十）金字塔式

（1）以山立功站立，将双脚向身体两侧分开，约有两肩半宽。双脚脚趾尖稍内扣。吸气，双手叉腰，挺胸抬头，上提膝盖，收紧腿肌。

(2)呼气,身体向前,挺直腰背,放落身体。想象两脚心之间有一条连线,打开双手,双手分开与肩同宽,将双手掌心放在想象的连线上,指尖向前,抬头向上看。

(3)呼气,打开肩,屈双肘,两肘尖抵在两膝,头下垂,头顶放在脚心连线的中点上,将全身的重心放在双腿上,放松头部。保持背部自然地平直曲度,身体向下折叠,不要弯曲背部。保持姿势30秒左右。

(4)吸气,慢慢抬头,伸直背、双肘,回到(2),稍停留。

(5)再次吸气,有控制地立起身体,回到(1)。

(6)呼气,山立功站好,调整呼吸(图7-35)。

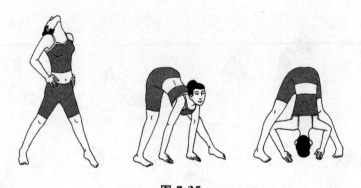

图 7-35

(十一)圣哲马里奇第二式

(1)双腿并拢,向前伸直,挺直腰背席地坐着。

(2)屈左膝,将左脚抬起放到右大腿的根部,脚跟抵着肚脐下一点,脚心向天。左膝盖向下沉。左腿处于半莲花式状态。

(3)屈右膝,将右脚跟拉向会阴,使右大腿和小腿折叠在一起,小腿胫骨同地面垂直。

(4)抬起右臂,呼气,向前推送身体,用右腋窝包裹住右膝盖,向后旋绕右手,掌心向外,放在腰骶处。抬左臂,呼气,将左手臂向体后旋绕,用左手的手掌握住右手的手腕,伸展背,停留约2次深呼吸。

（5）再次呼气，向前推送身体，保持背部平直，尽量将下巴放在膝前，保持正常呼吸。停留约 4 秒左右。

（6）吸气，向上挺直腰背，保持左手抓握右手腕的姿势，调整呼吸，再次呼气时，向前伸展背，让下巴放在左膝前。慢慢吸气，抬起身体，重复吸气抬起、呼气放落的动作 4～5 次。

（7）吸气，挺直腰背，打开背后相握的双手，打开左腿，伸直双膝，双腿并拢，向前伸直，挺直腰背，掌心向上，十指相对，深呼吸。

（8）交换体位练习（图 7-36）。

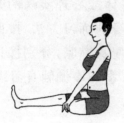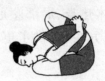

图 7-36

第八章　美体瑜伽健身习练

瑜伽是一项传统的运动方式,不仅是人们锻炼身体、增强体质的方式手段,而且可以对患有身体或心理疾病的人进行康复治疗。本章重点研究了美体瑜伽健身的练习方法,按照瑜伽不同的功效,分为美体热身、局部塑形和瘦身燃脂,分别探讨了这三个方面的瑜伽习练方法,提供了更加丰富的瑜伽健身习练内容。

第一节　瑜伽美体热身

一、基础坐姿

(一)简易坐

1. 作用

放松肩部,训练背部神经,安定情绪,刺激股骨、脚踝等关节,预防风湿、关节炎等疾病。

2. 练习方法

(1)挺直腰背坐在垫子上,双腿向前伸直,双手放在身体两侧,回收下巴。

(2)向上弯曲左腿,左脚掌着地,弯曲右小腿,右脚放在左大腿下方。

（3）弯曲左小腿,左脚放在右大腿下方。

（4）双手放在膝盖的位置,眼睛往前看,保持 10 分钟,放松双脚。

3. 注意事项

头部、颈部和背部始终保持在一条直线上,不要弯曲。采用腹式呼吸的方法,重复练习两次。

（二）雷电坐

1. 作用

适合瑜伽冥想、调节情绪、身心和谐,可以伸展骨盆肌肉,强化消化系统,治疗胃病。

2. 练习方法

（1）跪在垫子上,大腿和小腿垂直,上半身直立,双膝并拢,双臂自然下垂,小腿胫骨和双脚脚背平贴在垫子上,调整自己的呼吸。

（2）两脚的大拇指交叠,两脚跟略微分开,臀部坐在两脚掌中间,两臂自然放松,轻轻放在大腿上,保持动作大约 5 分钟。

3. 注意事项

挺直腰背,肩部放松,不要把盆骨向前推。采用腹式呼吸的方法,重复练习两次。

（三）莲花坐

1. 作用

提高膝盖、脚踝等关节的灵活性,增加身体的柔韧性,调节内分泌系统,促进卵巢激素分泌,滋养腰椎和骶骨处的神经系统,缓解下半身肌肉紧张的问题,提升睡眠质量。

2. 练习方法

(1)挺直腰背坐在垫子上,双腿向前伸直,双手自然放在身体的两侧。

(2)左腿伸直不动,弯曲右腿,右脚放在左大腿根部的上方。

(3)弯曲左腿,左脚放在右大腿的根部,双手扶双膝,保持姿势5分钟左右。

3. 注意事项

(1)这是瑜伽坐姿中最难的一种,初次练习不一定能做到,可以先练习其他坐姿,有一定基础后再练习这种坐姿。

(2)每次练习结束后,松开双腿,按摩双膝、双踝和腿部,以免出现酸痛感。

(3)采用腹式呼吸的方法,重复练习两次。

(四)半莲花坐

1. 作用

改善骨盆区域的血液循环,滋养生殖系统,锻炼脊柱下半段,缓解膝关节僵硬,舒展髋部和双腿,稳定人的情绪。

2. 练习方法

(1)挺直腰背坐在垫子上,双腿向前伸直,双手放在身体两侧。

(2)弯曲右膝,将右脚放在左大腿上,双手扶着膝盖,弯曲左膝,左脚放在右大腿下,保持动作5分钟,松开双腿。

3. 注意事项

患有坐骨神经痛或骶骨疾病的人不适合练习这个姿势。采用腹式呼吸的方法,重复练习两次。

（五）正坐

1. 作用

伸展腿部，帮助消除多余的脂肪，纠正含胸驼背的现象，美化背部曲线。

2. 练习方法

（1）挺直腰背坐在垫子上，双腿向前并拢伸直，脚尖绷直，双手垂直放在身体两侧，保持姿势大约 5 分钟。

（2）双腿伸直不变，双手放在大腿上，腰背保持直立，整个人向上提拉，保持 5 分钟，然后按摩双腿放松。

3. 注意事项

双腿还可以采用其他简易坐姿的腿部姿势，保证腰背挺直。采用腹式呼吸的方法，重复练习三次。

二、基础站姿

（一）山式

1. 作用

这是瑜伽站姿中最基础的姿势，很多体式都以这个姿势作为起点，练习时要配合瑜伽的呼吸方法，效果更好。山式站姿可以纠正驼背等不良体态，让人变得挺拔。

2. 练习方法

（1）挺直腰背，双腿并拢，两脚跟和两大脚趾靠拢，伸展所有的脚趾，平贴在地面上，双手自然垂直放在身体两侧。

（2）深呼吸，收腹、挺胸、收紧臀部，感受自己的脊柱一节一节向上伸展，颈部放松，肩部下沉，身体重心放在两只脚掌上，感受脊柱拉伸。

3. 注意事项

采用腹式呼吸的方法，重复练习八次。

（二）站立抱膝式

1. 作用

灵活髋部，缓解下背部肌肉的僵硬感，拉伸大腿肌肉后侧肌肉群，消除萝卜腿，按摩和刺激消化系统，防止出现胃胀等情况。

2. 练习方法

（1）身体呈山式站立，双手自然放在身体两侧，眼睛注视前方，调整呼吸。

（2）左腿姿势不变，向上弯曲右腿，双手交叉抱住右膝，右脚脚尖尽量绷直，指向地面。

（3）双手向胸部方向用力，带动右大腿和右膝贴近胸部，保持20秒。

（4）放下右腿，恢复山式站立，再向上弯曲左腿，双手交叉抱住左膝。

（5）弯曲手肘，双臂用力，慢慢将左大腿和左膝拉紧胸部，保持姿势20秒。

（6）松开双手，慢慢放在左腿上，双腿轻轻抖动，双手按摩两腿，放松休息。

3. 注意事项

采用腹式呼吸的方法，重复练习八次。

（三）树式

1. 作用

加强大腿、小腿以及臀部肌肉的力量，增强身体的平衡感，拉伸身体各个关节，塑造优美的体态。

2. 练习方法

（1）身体呈山式站立，双手垂直放在身体两侧，眼睛平视前方。

（2）吸气，弯曲右膝，右脚抬到会阴部，右脚掌抵住左大腿根部内侧，将身体重心转移到左腿，左脚牢牢抓住垫面，右手放在右膝盖的位置，保持身体平衡。

（3）呼气，弯曲手肘，双手放在胸前合十，两小臂端平。

（4）深呼吸，合十双手慢慢向头顶上方伸直，保持姿势 20 秒。

（5）放下右腿，抖动双腿休息片刻，换另一条腿重复动作。

3. 注意事项

初学者练习这个动作时，要从易到难，保证每次站立时身体保持平衡。采用腹式呼吸的方法，重复练习八次。

三、热身动作

（一）颈部旋转

1. 作用

缓解颈部的僵硬感，减轻颈椎疼痛，预防颈椎病，给颈部热身，以免在练习瑜伽体式的过程中颈部受伤。

2. 练习方法

(1)挺直腰背坐在垫子上,弯曲左膝,左脚放在右大腿内侧,右脚放在左小腿外侧的垫面上,双手扶双膝,低头,下巴尽量靠近前胸,拉伸颈部后侧的肌肉。

(2)头部慢慢回正,吸气时头部尽量向后仰,眼睛看天花板方向,拉伸颈部前侧的肌肉。

(3)呼气时头部慢慢回正,眼睛注视前方。吸气,头部倒向身体左侧,拉伸颈部右侧肌肉。

(4)呼气头部回正,眼睛注视前方。吸气,头部倒向身体右侧,拉伸颈部左侧肌肉。

(5)保持缓慢呼吸,连接前后左右四个点,头部沿着顺时针的方向匀速缓慢地转一圈。

(6)保持缓慢呼吸,连接前后左右四个点,头部沿着逆时针的方向匀速缓慢地转一圈。

(7)保持肩部不同,头部向左转 90°,眼睛看向左侧肩部所指的方向,保持 10 秒钟。

(8)头部回正,向右转 90°,眼睛看右侧肩膀所指的方向,保持10 秒钟。

(9)活动颈部放松。

3. 注意事项

颈部在旋转过程中要保持匀速,幅度不要太大,动作不能过猛,以免颈部受伤。采用腹式呼吸的方法,重复练习八次。

(二)手腕推转

1. 作用

活动腕关节,使手腕的动作更加灵活,有效消除手腕酸、胀、麻、痛的感觉。

2. 练习方法

(1)选择任意一个简单的坐姿,腰背挺直,双臂放在胸前平举,与肩同高,双手手腕向下,指尖垂直指向上方。

(2)翻转手心向内,双手指尖指向地面的方向。

(3)两个手臂轻微向外分开,向内翻转手腕,双手的指尖相对,两个手掌要保持在一个平面上。

(4)双手同时向外翻180°,掌心向前。

(5)收回掌心,双手握拳,双臂放在胸前平举不变。

(6)向上翻转手腕,拳心面向正前方。

(7)向下翻转手腕,拳心面向身体。

(8)手腕回正,双手同时向外旋转,持续20秒。

(9)双手腕同时向内旋转20秒,动作完成后,用手按摩手腕休息。

3. 注意事项

采用腹式呼吸的方法,重复练习两次。

(三)肩部扩展

1. 作用

缓解肩部酸痛感,全面放松双肩,加快肩部的血液循环。

2. 练习方法

(1)选择一个简单的坐姿,腰背挺直,双手指尖轻轻搭在肩部,两大臂和地面保持平行,眼睛注视前方。

(2)双手指尖不动,双臂绕到胸前,两个手肘相对。

(3)双肘带动双臂向内转动,尽量用手肘尖绕最大的圆弧,双臂向内转动4圈后,再向外转动4圈。

3. 注意事项

采用腹式呼吸的方法,重复练习三次。

(四)手臂旋转

1. 作用

锻炼手臂关节,拉伸手臂肌肉,美化手臂线条。

2. 练习方法

(1)选择简易坐姿,眼睛平时前方,调整呼吸。

(2)吸气,双手离开膝盖,双臂在体前交叉,左手在下,右手在上。

(3)吸气,十指交叉相握。

(4)呼气,双手十指交叉相握,双手带动手腕和手肘向上翻转,肩部保持自然下沉。

(5)手臂继续向外翻转,双臂向前直至保持20秒,松开双手,轻轻甩动、揉捏手臂放松。

3. 注意事项

采用腹式呼吸的方法,重复练习三次。

(五)腿部前踢

1. 作用

锻炼双腿柔韧性,消除大腿内侧多余脂肪,提高膝关节的灵活性,减少瑜伽体式练习中腿部受伤的可能性。

2. 练习方法

(1)身体呈山式站立,双腿并拢,双手自然垂放在身体两侧,眼睛平视前方。

（2）双手叉腰，左腿伸直，右腿向身体前方伸出，保持 10 秒再收回。

（3）保持身体直立，右腿尽量向身体正后方伸展，保持姿势 10 秒钟。

（4）收回右腿，换左腿向身体正前方伸出，保持姿势 10 秒钟。

（5）左腿向后伸直，拉伸左大腿后侧肌肉，保持姿势 10 秒钟。

3. 注意事项

左右腿踢腿的方向可以按照自己的习惯选择，如果身体平衡性较好，可以延长动作保持的时间。采用腹式呼吸的方法，重复练习两次。

（六）腰腹部扭转

1. 作用

增强腰部的灵活性和柔韧性，缓解腰部酸痛，减少腹部脂肪，使小腹平坦。

2. 练习方法

（1）身体呈山式站立，双手放在身体两侧，眼睛平视正前方。

（2）双腿分开，和肩部保持同宽，腰背挺直，双脚脚尖向外侧打开。

（3）双手放在胸前交叉握拳，以腰腹部为轴点，双臂带动上半身慢慢向下俯身。

（4）以腰部为轴，上半身缓慢转到身体左侧，保持 10 秒钟。

（5）身体回正，双臂带动身体慢慢转向右侧，保持 10 秒钟。

（6）直立上身，松开双手，按摩腰腹部。

3. 注意事项

腰腹部向左、向右转动的时候，要缓慢并且匀速，不要贪图快,防止扭伤。腿部姿势在整个过程中要始终保持不变。采用腹式呼吸的方法,重复练习两次。

(七)脚踝活动

1. 作用

提高踝关节的灵活性,放松脚踝,加速足底和脚踝血液循环速度,强健小腿肌肉,防止练习中脚步和足踝受伤。

2. 练习方法

(1)挺直腰背坐在垫子上,双手放在身体两侧,双腿向前并拢伸直,两脚背绷直,脚尖用力向下压,保持 10 秒钟。

(2)向上勾脚尖,保持姿势 10 秒钟,脚尖一上一下重复 6～8 次。

(3)脚跟并拢,以两脚跟为轴心,两脚尖同时按照顺时针的方向转动 6 圈。

(4)双脚回正后,休息 5 秒钟,再按照逆时针的方向旋转 6 圈,转动过程中,双腿始终保持并拢。

(5)双腿和双脚略微分开,双手撑在臀部两侧的地面上,按照左脚顺时针、右脚逆时针的方向同时转动 6 圈。

(6)按照左脚逆时针、右脚顺时针的方向转动 6 圈。

3. 注意事项

双脚在旋转的过程中,无论是往哪个方向,动作都要缓慢,速度过快脚踝会受伤。在练习的过程中,双腿要始终紧贴地面。采用腹式呼吸的方法,重复练习两次。

(八)拜日式

1. 作用

舒展全身的肌肉和关节,增加身体的柔韧性,滋养身体各个脏器官,调整自律神经,预防神经系统和内分泌系统的疾病。

2. 练习方法

(1)身体保持山式站立,挺直脊柱,双手在胸前合十,眼睛平视前方,调整呼吸。

(2)双臂向头顶的方向伸直,深吸气,腰腹部为轴点,双臂向后上方用力,带动上半身向后弯曲,呼气,保持 10 秒钟。

(3)上半身回归到直立,再次吸气,以腰腹部作为轴点,双臂向前方用力,带动上身向前向下弯曲。呼气,身体弯曲到个人极限,保持 10 秒钟。

(4)左腿向前迈一大步,左小腿垂直垫面,右腿尽量向后伸直,感受左大腿内侧拉伸,双手撑地,目视前方,感受脊柱拉伸,保持 10 秒钟。

(5)双手缓慢放到弯曲的左腿两侧,撑地,深吸气,将左腿向后伸直,与右腿并拢。伸直双臂,踮起脚尖,整个身体保持直线,呼气,保持 10 秒钟。

(6)吸气,保持双脚脚尖的位置不动,双臂完全,膝盖和胸部贴地,臀部和腹部尽量向上抬高,呼气,保持 10 秒钟。

(7)保持双膝和双手的位置不动,伸直双臂,让上半身从胸部开始,一次贴地向后慢慢抬起。呼气,头部尽量向后仰,保持 10 秒钟。

(8)吸气,头部回正,双手的位置保持不动,双腿向上直立,双脚带动双腿逐步靠近双手。呼气,头部放在两手之间,身体呈倒 V 字形,保持 10 秒钟。

(9)吸气,保持双手位置不动,将右腿向前弯曲,右脚掌落在双手间。呼气,左腿尽量向后伸直,保持 10 秒钟。

(10)回到第三步,上身向前向下弯曲到极限,保持 10 秒钟。

(11)回到第二步,双臂向后方用力,带动上身向后弯曲,保持 10 秒钟。

(12)回到第一步,山式站立,挺直脊柱,双手合十,眼睛注视前方,保持 10 秒钟。

3. 注意事项

拜日式共有 12 个动作组成,清晨起来练习,可以排毒调气。采用腹式呼吸的方法,重复练习两次。

第二节　瑜伽局部塑形

一、瘦脸瑜伽

(一)叩首式

1. 作用

促进头部血液循环,加速新陈代谢,消除脸部多余脂肪,收紧下巴,缓解颈部、肩部和背部疲劳。

2. 练习方法

(1)采用金刚坐姿坐在垫子上,调整呼吸,双手放在大腿上。

(2)吸气,上身缓缓前倾,直到额头触地,臀部紧贴在脚跟处,双手放在脚后跟的位置,抱住脚心。

(3)吐气,抬起臀部,背部慢慢向前推,直到大腿和小腿垂直,头顶着地,双手用力抱住膝盖窝。

(4)恢复跪姿,臀部坐回到脚跟,双手握拳,交叠放在垫子上,额头放在拳头上,缓慢放松。

3. 注意事项

如果在练习的时候出现头晕或者胸闷等情况,应缓慢抬头,调整呼吸。患有眼疾、耳疾的人不适合做这个动作。采用腹式呼吸的方法,重复练习五次。

(二)双角式

1. 作用

加速面部的新陈代谢,可以清除面部赘肉、头部下垂的动作,改善了脑部血液循环,缓解脑部压力。

2. 练习方法

(1)站立,双腿并拢,双手十指交叉放在身后。

(2)先吐气再吸气,上身尽量后仰,手臂向下伸直。

(3)吐气,上身向前弯曲,腰部和下身垂直,头部向双腿靠拢,双手尽量上举,保持数秒钟后再慢慢恢复到起始姿势。

3. 注意事项

练习过程中注意保持身体平衡,采用腹式呼吸的方法,重复练习五次。

(三)铲斗式

1. 作用

加速血液循环,改善面部浮肿现象,缓解眼部疲劳。

2. 练习方法

(1)山式站立,双臂自然垂直放在体侧,调整呼吸。

(2)双脚分开大约与两肩同宽,两臂向上伸直,挺直脊背。

(3)吸气,以腰部为轴,上半身能够迅速向前、向下弯曲,双臂带动上半身在两腿间像铲斗车掘土一样前后摆动至少10次。

(4)呼气,手臂摆动时一定要带动上半身运动,将下背部、中背部、上背部和头部依次向上抬起。

3. 注意事项

采用腹式呼吸的方法,重复练习三次。

(四)前屈式

1. 作用

头部下低的动作,可以促进脑部血液循环,缓解脑部压力。

2. 练习方法

(1)身体呈山式站立,双手放在身体两侧,眼睛平视前方,调整呼吸。

(2)吸气,双臂从身体两侧向头顶上方伸展,双手合十。

(3)呼气,双臂带动上半身慢慢向前、向下俯身,手臂和整个背部都保持在一条直线上,并且和地面平行,眼睛看向地面。

(4)深吸气,上半身继续向下俯身折叠,腹部尽量靠拢大腿,双手五指张开,撑住双脚前面的地方,保持 20 秒钟,恢复山式站姿,按摩双腿。

3. 注意事项

采用腹式呼吸的方法,重复练习五次。

二、美颈瑜伽

(一)犁式

1. 作用

紧致颈部肌肤,有利于肝脏、脾脏、内分泌腺体,帮助改善头痛、粉刺、胃胀气、便秘等症状。

2. 练习方法

(1)采取平直仰卧的姿势,双手在身体两侧,掌心朝下,做3～5个呼吸,双腿并拢,双膝伸直,手掌用力向地面按压,收紧腹部肌肉,双腿离开地面向上举起,直到双腿和躯干呈直角。

(2)双腿向后伸展,直到双脚超过头部,臀部和下背部离开地面,双手托住臀部。

(3)双腿继续向后,缓慢下降,用脚趾触碰地面,弯曲手肘,用上臂支撑躯体的重量,双手扶腰部,指尖朝上,双手收回到身体两侧,双腿伸直,慢慢回到起始动作。

3. 注意事项

(1)初学者可以在头后面放一把椅子,将双脚放在椅子上,当背部肌肉变得更有弹性和柔韧性后,再降低椅子的高度,直到脚趾碰到地板为止。

(2)患有高血压或者颈椎病的人不适宜做这个动作。

(3)采用腹式呼吸的方法,重复练习三次。

(二)单臂颈部舒展式

1. 作用

加强颈部血液循环,将废物排出体外,达到减掉双下巴和颈纹、美化颈部曲线的效果。

2. 练习方法

(1)双腿盘成莲花坐,脊椎挺直,左手自然垂放在地面,吸气,右臂向上伸直,贴近耳边。

(2)呼气,弯曲右臂,右手放在左耳处,将头部朝右下方压,使头部偏向右肩,体会颈部左侧被拉伸的感觉。

(3)按同样的方法换反方向进行练习。

3. 注意事项

采用腹式呼吸的方法,重复练习三次。

(三)颈部画圈式

1. 作用

锻炼颈部肌肉,防止颈部肌肉松弛,美化颈部曲线,缓解颈部、肩部的疲劳。

2. 练习方法

(1)双腿自然盘起,脊椎挺直,双手大拇指相对,其他四指相叠,低头,放松全身。

(2)颈部带动头部缓慢朝右画圈,不要耸肩。

(3)向右转到极限后,休息 10 秒钟,再反方向重复动作。

3. 注意事项

在进行这个动作时要缓慢轻柔,颈部肌肉不能过于劳累,以免造成颈部损伤。采用腹式呼吸的方法,重复练习三次。

(四)颈部拉伸式

1. 作用

收紧颈部肌肉,美化颈部曲线,拉伸前颈肌肉,放松后颈肌肉,舒展脊柱,改善脊椎病。

2. 练习方法

(1)身体呈跪姿,双手放在大腿上,两眼平视前方。

(2)上身微微后倾,双手掌心撑地,指尖朝前。

(3)吸气,胸部上挺,掌心离地,指尖触地,呼气,头部向后下方压,拉伸颈部前侧,保持 5 秒钟。

3. 注意事项

头部下压动作的时候要缓慢,避免脊柱受到损伤。采用腹式呼吸的方法,重复练习三次。

三、美肩瑜伽

(一)肩部延展式

1. 作用

拉伸肩部肌肉,美化肩部曲线,舒缓肩部疲劳,放松肩部肌肉,提升肩部柔软度。

2. 练习方法

(1)跪坐在地上,臀部坐在小腿上,背部挺直,双臂放在身体两侧。

(2)屈肘,向上抬起双臂向后背打开。

(3)双手手背放在颈后相贴,保持 20 秒钟。

(4)双臂向上举过头顶,双手掌心在头顶处相贴。

(5)保持掌心相贴,双手回到后颈处,双臂夹紧双耳,保持 20 秒钟。

3. 注意事项

动作完成后,可以闭眼休息 15 秒钟,感觉肩部放松。采用腹式呼吸的方法,重复练习一次。

(二)展臂后屈式

1. 作用

拉伸肩部肌肉,消除肩部多余脂肪,伸展手臂和腹部肌肉,塑造平坦的小腹和修长的双臂,锻炼脊柱。

2. 练习方法

(1)站立,脊柱挺直,双腿并拢,双手向上伸展,交叉放在头部上方,十指指向上方,目视前方。

(2)吸气,双臂和上身同时向后弯曲,呼气,背部弯曲,双腿不动,保持 10 秒钟,还原身体,恢复站立姿势。

3. 注意事项

初学者在做背部向后弯曲的动作时不要勉强,做到自己的极限就好,避免脊柱受到损伤。采用腹式呼吸的方法,重复练习四次。

(三)肩旋转式

1. 作用

消除肩部多余脂肪,有效缓解肩部酸痛的感觉。

2. 练习方法

(1)站立,背部挺直,双臂打开,肘部弯曲,指尖轻轻触碰肩部。

(2)吸气,手肘带动整个手臂向上、向后伸展,保持双肩打开。

(3)呼气,双肘带动手臂向下、向前伸展,手肘靠拢,双肩尽量向内收,保持平稳呼吸,回到起始动作。

3. 注意事项

保持头部和身体不动,尽量用手肘画最大的圆圈,才能更加有效地拉伸肩部肌肉。采用腹式呼吸的方法,重复练习三次。

四、丰胸瑜伽

(一)牛面式

1. 作用

活动肩部关节,扩张胸部,美化胸部线条,增大胸围,矫正背部歪斜,缓解肩部疼痛,增强双腿肌肉的柔软性,活动手指关节、肘关节、脚趾、踝关节以及臀部关节,强健、活化肌肉和神经。

2. 练习方法

(1)跪坐姿势,臀部坐在两脚跟上,背部挺直,呼气,上身前倾,臀部上抬,右脚向前绕过左膝,放在左腿外侧,双膝叠放在一起,呼气,臀部下压,回到两脚之间,保持背部挺直。

(2)吸气,双臂侧平举,掌心向下,挺直背部,呼气。

(3)吸气,右臂垂直上举,手肘朝颈后弯曲,掌心向下,呼气,左臂从后背方向上弯曲,掌心朝外,与右手交握。

(4)保持姿势几秒,反方向练习。

3. 注意事项

柔韧性不好的人,手肘会压迫头部,做动作的时候要保持头部、颈部、肩部端正。采用腹式呼吸的方法,重复练习四次。

(二)伸展式

1. 作用

锻炼胸肌,健美胸部,拉伸肩部和背部肌肉,锻炼脊柱,矫正驼背,改善不良体态。

2. 练习方法

(1)站立,双脚分开 1.3 米,两臂侧平举,双脚位于手掌正下方,背部挺直,保持稳定的姿态。

(2)呼气,手指在身后交叉,吸气,拉长腹部,挺胸,眼睛朝上看。

(3)呼气,上身向前弯曲,使头部落在双脚之间,肩膀放松,双手在身后向前压,保持手臂伸直,自然呼吸。

(4)呼气,身体向前伸展,用食指勾住大脚趾,吸气,挺胸,脊柱伸直,眼睛向前看。

(5)呼气,上身继续向下弯曲,初学者的头部可以下落到自身能够承受的程度,高级练习者可以尝试将头部触地,肩膀放松,和地面保持平行。

3. 注意事项

采用腹式呼吸的方法,重复练习三次。

(三)英雄式

1. 作用

扩张胸腔、健美胸部,促进关节血液循环,恢复关节的正常机能,减少腰腹部的多余赘肉。

2. 练习方法

(1)站立,脊柱挺直,右腿向前迈一大步,吸气,双臂伸直上举。

(2)呼气,右膝弯曲,左腿伸直,脚跟着地,头部后仰,眼睛看守,扩展胸部,保持自然呼吸。保持 20 秒钟,恢复到初始动作,同样的方法再做反向动作。

3. 注意事项

采用腹式呼吸的方法,重复练习三次。

(四)蛇伸展式

1. 作用

锻炼胸肌,美化胸部线条,提高呼吸能力,强化腰部肌肉。

2. 练习方法

(1)俯卧,双臂放在身体两侧,保持平稳呼吸。

(2)双手放在身后十指交叉,双臂伸直,尽量扩展胸部,吸气,上身离开垫面,头部后仰,保持 10 秒,呼气,身体回到初始状态。

3. 注意事项

做动作的时候要尽量扩展胸部,夹紧臀肌。采用腹式呼吸的方法,重复练习三次。

五、细腰瑜伽

(一)反斜板式

1. 作用

收紧腰部肌肉,促进腰部血液循环,燃烧腰部脂肪,增强手臂肌肉力量,按摩腹部器官。

2. 练习方法

(1)坐立,双腿并拢伸直,脊柱挺直,双手自然放在臀部两侧。

(2)吸气,脚尖下压,背部挺直向后压,双臂伸直和地面保持垂直,双手指尖朝内,头部后仰。

(3)双臂和双腿伸直,整个身体向上撑起,保持姿势数秒钟。

(4)呼气,恢复到起始动作。

3. 注意事项

练习动作的时候要将胸腔尽量向前推,帮助身体保持平衡。采用腹式呼吸的方法,重复练习四次。

(二)束角式

1. 作用

增强背部肌肉群的力量,美化背部线条,纠正月经周期不规律的问题,帮助卵巢恢复正常功能。

2. 练习方法

(1)坐立,背部挺直,双腿并拢伸直,双手放在身体两侧,指尖触地,脚掌绷直。

(2)脚后跟靠近会阴处,吸气,双手握住双脚。

(3)呼气,身体向下弯曲,依次将头部、下巴靠近双脚,紧贴地面。

3. 注意事项

做完这个动作后,脚要向前伸出,轻轻按摩腿部肌肉。有腰椎间盘突出的患者不适宜做这个动作。采用腹式呼吸的方法,重复练习四次。

(三)三角伸展式

1. 作用

锻炼腰部肌肉,增加脊柱的灵活性,按摩腹部脏器,养护消化系统,促进面部血液循环。

2. 练习方法

(1)站立,双脚分开略宽于肩,双臂自然垂于体侧。

(2)吸气,双臂侧平举,掌心向下。

（3）呼气，上身向右下方倾斜，右手抓住右脚踝，左手向上伸展，五指张开，面部朝上，眼睛看着左手手指的方向，保持 10 秒钟，换另一个方向练习。

3. 注意事项

练习的时候要保持双臂在同一条直线上，体会腰部肌肉的伸展。采用腹式呼吸的方法，重复练习四次。

六、纤臂瑜伽

（一）海狗变化式

1. 作用

消除双臂脂肪，美化手臂曲线，加强肩关节和膝关节的柔韧性，按摩腹部脏器。

2. 练习方法

（1）坐立，背部挺直，吸气。
（2）呼气，右膝弯曲，左腿朝着左侧伸直。
（3）左腿向上弯曲，双手抓住左脚掌，吸气，体会双臂肌肉被拉伸的感觉。持续几秒钟，回到起始动作。

3. 注意事项

练习的时候要保持呼吸顺畅，下半身平衡。采用腹式呼吸的方法，重复练习四次。

（二）手腕活动式

1. 作用

纤细手臂，增加手腕的灵活性，美化臂部线条。

2. 练习方法

(1)跪坐,臀部坐在脚后跟上,双臂伸直,手背贴地,手心朝上,手腕下压。

(2)将手翻过来,手掌压地。

(3)屈肘,双手放在胸前,手腕交叉,十指相扣,始终保持背部挺直。

(4)双手保持十指相扣的姿势,手臂从内向外旋转,扭动手腕。

3. 注意事项

采用腹式呼吸的方法,重复练习四次。

(三)手臂推举姿势

1. 作用

拉伸手臂肌肉,矫正驼背,改善呼吸。

2. 练习方法

(1)跪坐在地上,右脚放在左腿下,双手十指交叉,放在胸前。

(2)吸气,双手抬高,掌心向上,双臂贴近双耳,尽量将手臂伸直,一边吐气,一边向左倾,保持姿势 10 秒钟,吸气,还原动作。

3. 注意事项

身体侧弯的时候不可以歪斜,要保持身体的平衡。练习过程中将注意力放在手臂和腰部肋骨处。采用腹式呼吸的方法,重复练习四次。

第三节　瑜伽瘦身燃脂

一、腹部燃脂

(一)上犬式

1. 作用

充分伸展背部,塑造性感背部,伸展胸部、肺部,治疗哮喘,促进全身血液循环,挤压腹部,使小腹更加平坦。

2. 练习方法

(1)选择雷电坐姿,双手放在大腿上,眼睛平视前方,调节呼吸频率。

(2)吸气,上半身向前、向下弯曲,胸部和腹部紧贴大腿,额头点地,两小臂贴在头顶前方的地面上。

(3)呼气,慢慢抬起臀部,上半身向前移动,直到大腿和小腿垂直,翘臀、塌腰,眼睛看前方。

(4)上半身和臀部继续向前移动,两臂伸直,两小腿和两脚背贴地,膝盖以上部位离地,头部和背部向后仰。

3. 注意事项

采用腹式呼吸的方法,重复练习四次。

(二)云雀式

1. 作用

让胸部变得更加紧实、挺拔,减少腹部脂肪堆积,按摩腹腔内脏器官,加速腹腔内部血液循环。

2. 练习方法

(1)脚背挺直坐在垫子上,双腿向前并拢伸直,双臂打开,放在身体两侧,双手指尖触地,眼睛平视前方。

(2)吸气,弯曲左膝,左脚脚跟靠近会阴处,右腿向右侧伸直,两手分别放在两膝上。

(3)呼气,上半身向左转动 90°,双手放在两侧地面上,头部正对左膝盖的方向,腰部挺直,右脚背贴地。

(4)深吸气,头部和上半身慢慢后仰,胸部和骨盆向前推,双臂向后伸展,慢慢收回手臂和上半身。

(5)选取任意一种舒适的姿势,低头含胸,放松全身。

3. 注意事项

这种体式适合畏寒者进行练习,改善手脚冰凉的现象。采用腹式呼吸的方法,重复练习六次。

二、腰部燃脂

(一)炮弹式

1. 作用

按摩腹内脏器,加强消化功能,改善便秘等情况。

2. 练习方法

(1)仰卧在垫子上,双腿并拢,双手放在身体两侧,掌心贴在地面上,眼睛看天花板。

(2)吸气,弯曲左腿,双手交叉握住左膝,左小腿腿肚紧贴左大腿后侧。

（3）呼气，双臂用力将左大腿拉向胸部，头部和颈部紧贴地面。

（4）向上抬起头部，鼻尖触碰到左膝，保持 10 秒钟，头部回落，伸直左腿，休息一会，换另一侧练习。

（5）头部再次回落地面，伸直右腿，双腿并拢，弯曲双腿。

（6）双臂用力将双腿拉近胸部，同时头部抬起，鼻尖触碰到双膝，保持姿势 10 秒钟，身体恢复到起始状态。

3. 注意事项

练习这个动作的时候要轻柔缓慢，如果头不能触碰到膝盖，抬到自己的极限位置就可以了，不要过于勉强。采用腹式呼吸的方法，重复练习四次。

（二）风车式

1. 作用

燃烧腰部多余脂肪，放松腰背部，舒展腰背部肌肉群，伸展腿部后侧肌肉群，消除身体疲劳状态。

2. 练习方法

（1）山式站立，双手放在身体两侧，眼睛平视前方，调整呼吸。

（2）吸气，双腿分开和两肩保持同宽，双臂侧平举，和肩部平行。

（3）呼气，上半身向前、向右扭转，左手撑住双腿中间的地面，右臂向上伸展，眼睛看向右手指尖。

3. 注意事项

腰躯转动的时候，双臂尽量保持在一条直线上。采用腹式呼吸的方法，重复练习三次。

(三)幻椅式

1. 作用

大腿和小腿充分受力,刺激下半身血液循环,消除腿部水肿,收紧臀部,改善臀部肥大等问题。

2. 练习方法

(1)山式站立,吸气,双臂从体侧向头顶方向伸展,双手合十,感觉整个身体都向上无限延伸。

(2)呼气,上半身姿势不变,双腿略微弯曲,继续弯曲双膝,身体重心下移,上半身微微前倾。

(3)身体继续下蹲,感觉自己像坐在一把椅子上,上半身前屈,保持 20 秒,恢复站立姿势。

3. 注意事项

采用腹式呼吸的方法,重复练习六次。

三、手臂燃脂

(一)鱼式

1. 作用

放松颈部,消除颈部细纹,美化颈部曲线,促进背部血液循环,扩展胸部。

2. 练习方法

(1)选择雷电坐姿,双手自然放在身体两侧,眼睛平视前方。

(2)上半身慢慢前屈,双手撑住膝盖前方的地面,手臂伸直,背部和地面保持平行,两小腿向两侧打开。

(3)吸气,双手撑地姿势不变,身体重心下移,直到臀部完全坐在两小腿之间。

(4)呼气,双手移到两脚跟,上半身慢慢向后弯曲,两小臂和两手肘着地以支撑身体的重量,直到头顶着地。

(5)身体姿势保持不变,向上抬起双臂,双手在胸前合十。

(6)双手向头顶的方向延伸,大拇指和食指触地,保持姿势 20 秒钟。

3. 注意事项

患有腰椎病的人,在练习拱背的时候不要太用力,避免拉伤肌肉。采用腹式呼吸的方法,重复练习两次。

(二)后抬腿式

1. 作用

收紧臀部肌肉,消除臀部的多余脂肪,缓解身体疲劳,锻炼大腿后侧肌肉,促进下半身血液循环。

2. 练习动作

(1)俯卧在垫子上,双腿并拢伸直,下巴点地,双手和两个小臂在肩部两侧的垫面上。

(2)吸气,头部和肩部向上抬起,将两个小臂向前移动到双手肘在头部的正下方,向上抬高右腿,右脚尖绷直。

(3)呼气,向上弯曲左膝,左脚脚掌抵住右膝盖,眼睛看正前方,保持姿势 20 秒钟,放下双腿,换另一边做重复动作。

3. 注意事项

采用腹式呼吸的方法,重复练习五次。

(三)鸳鸯式

1. 作用

拉伸大腿和小腿肌肉群,消除水肿现象,加速体内静脉血液循环,增加身体的柔韧度。

2. 练习方法

(1)挺直腰背坐在垫子上,双腿并拢伸直,双手放在身体两侧,眼睛平视前方。

(2)吸气,左腿伸直不变,右腿向后弯曲,右脚尽量贴近右侧臀部,右脚背贴地。

(3)呼气,向上弯曲左腿,双手托住左脚后跟。

(4)深呼吸,双臂用力,缓慢抬起左小腿,一直到左腿完全伸直。

(5)缓慢放下左腿,伸直右腿,恢复初始姿势,休息一会儿,换另一侧进行练习。

(6)选择一个任意舒适的坐姿,双手拍打腿部,放松身体。

3. 注意事项

这个动作对腰部的柔韧性有一定要求,腰部受过伤的人不适宜做这个动作。采用腹式呼吸的方法,重复练习五次。

四、四肢燃脂

(一)双莲花鱼式

1. 作用

消除颈部细纹,调节脊柱神经,消除背部酸痛,按摩腹部内脏器,缓解身体疲劳。

2. 练习方法

(1)挺直腰背坐在垫子上,双腿向前并拢伸直,双手放在身体两侧,眼睛注视前方。

(2)弯曲双腿,盘坐成莲花状。

(3)吸气,上半身慢慢后仰,双肘撑地支撑身体重量,双手握拳。

(4)呼气,头部继续后仰,直到头顶点地,缓慢抬起胸部和背部,上半身拱起。

(5)头部、背部和腿部的姿势不变,双肘离开地面,双手握住两脚尖。

(6)将双臂移到头顶上方,互抱住手肘,放在垫子上,保持姿势 20 秒钟,回到仰卧姿势。

3. 注意事项

采用腹式呼吸的方法,重复练习八次。

(二)骆驼式

1. 作用

扩展胸部,防止胸部下垂,增强脊柱柔韧性,拉伸背部肌肉群,矫正弯腰驼背的现象。

2. 练习方法

(1)选择雷电坐姿,上半身保持直立,大腿和小腿垂直,双腿打开大约两个拳头的距离。

(2)吸气,双手扶住两侧腰身,腰背挺直。

(3)呼气,收紧腹部和臀部,上半身向后弯曲,髋部向前退出,头部后仰,眼睛看天花板。

(4)上半身继续后仰,将左手放在左脚脚跟上。

(5)右手移到右脚跟处,两只手臂伸直。

(6)双臂和腰腹部用力,尽量将上半身拱起,头部自然垂落。

(7)收回上半身,选择任意坐姿,按摩腰腹,放松休息。

3. 注意事项

上半身向后仰的时候,动作要缓慢,让脊柱一节一节向下压。当身体回正的时候,再将脊柱一节一节慢慢收回。采用腹式呼吸的方法,重复练习两次。

(三)鸟王式

1. 作用

拉伸双臂肌肉,增强手腕、肘关节的灵活性,膝关节更加柔软,强化腿部力量。

2. 练习方法

(1)身体站直,双臂前伸,右肘压在左肘上。

(2)双肘向上屈起。

(3)双手手腕相绕,手心相对,双膝弯曲,左小腿抬起,从前面跨过右膝,勾住右小腿,身体重心放在右腿上,右脚趾牢牢抓住地面。

(4)深吸气,背部挺直,缓慢下蹲,保持身体平衡,上身前倾,腰背部拉伸,保持姿势 30 秒钟,回归直立姿势。

3. 注意事项

采用腹式呼吸的方法,重复练习三次。

(四)加强侧伸展式

1. 作用

拉伸背部和侧腰的肌肉,消除背部和腰部多余的脂肪,锻炼腿部肌肉,消除腿部水肿。

2. 练习方法

(1)选择山式站立,双手垂直放在体侧,眼睛平视前方。

(2)吸气,双腿分开到两肩宽,双臂侧平举,与肩同宽。

(3)呼气,右脚向右转 90 度,左脚微微内扣,身体转向右腿膝盖的方向,双臂绕到背后,在背后合十。

(4)腿部姿势不变,上半身缓慢弯曲,直到腹部和胸部紧贴右大腿,头部自然垂落。

(5)直立上半身,恢复到起始姿势,换另一侧重复练习。

3. 注意事项

身体如果不能弯曲到腹部贴近右大腿,就弯曲到自己的极限位置,双手也不用在背后合十,交叉放在小腿上就可以了。采用腹式呼吸的方法,重复练习四次。

第九章　趣味瑜伽健身习练

　　随着社会的不断进步,瑜伽健身的发展已经越来越多样化,并逐渐发展为一种社会新时尚。瑜伽专业编排人员及相关工作者面向社会上的不同群体,结合各个群体的特点和健身需要创编了各式各样的瑜伽动作,这就提高了瑜伽健身的针对性与效果。在面向不同人群开展的瑜伽课程中,办公室瑜伽和亲子瑜伽占据了广阔的市场空间,反响强烈。这两种瑜伽不仅针对性强、健身功能突出,而且十分有趣,集健身、休闲、趣味于一体,深受现代白领和年轻父母的喜爱。本章主要就这两项趣味瑜伽的健身习练理论及方法展开研究,以期提供科学指导。

第一节　办公室瑜伽

一、办公室瑜伽的功效

(一)愉悦情绪

　　练习瑜伽可以很好地改善情绪,重塑完美健康的自我。在瑜伽健身中,有很多姿势对于情绪的调节都十分有利,如手印呼吸法可以让健身者提高注意力,舒缓情绪;狮子式可以调节甲状腺功能,从而使心情放松,同时还能让颈部得到锻炼,使面部皮肤衰老得到有效延缓。对办公室群体来说,瑜伽的这一功能非常重要。

（二）激活灵感

通过瑜伽练习可以激发灵感和创意，这主要是因为运动时脑部血液和氧气会不断增加。

（三）舒缓压力

办公室中高强度和快节奏的工作容易使人产生压抑感。而稍作休息，做一些瑜伽动作，便能轻松缓解压力，促进精神快速自愈。

瑜伽独特的呼吸可以给健身者带来全新的力量；瑜伽轻松的扭转动作可以使健身者的身体疲劳得到有效平衡和改善；瑜伽特殊的休息术又可以让健身者快速、高效地进入放松状态，从而使不良情绪和内心压抑消除。

（四）缓解腰背酸痛

随着现代社会竞争的不断加剧，办公室人群面临的工作压力越来越大，在办公室坐一天，身体僵硬到四肢无法伸展，总感到腰背酸痛。而瑜伽动作很柔软，只要简单动一动，就能增加身体的柔韧性，使身体处于放松状态，使肌肉的紧张和不适状态得到有效缓解。

（五）提升思考能力

瑜伽动作非常柔和，在瑜伽锻炼中，肢体疲劳很少见，而且规律的运动还能使脑部血液流量增加，从而促进大脑细胞的活化和短期记忆力的改善，进而促进大脑思考能力的提高，使人们更有效地从事脑力工作。

（六）瘦身美容

瑜伽动作和缓，可以使全身肌肉变得紧致，具有良好的减肥作用。瑜伽不仅具有瘦身功能，还具有美容功效。人体最大的排毒器官是皮肤,皮肤上的汗腺和皮脂腺能通过出汗等方式将其他器官无法解决的毒素排出;肺脏则能通过呼吸将各种废气与无用的水排出。而瑜伽正是顶级的排毒运动,能促进血液循环,润滑关节,调节身体,排出毒素、美容养颜。

(七)锻炼气质

瑜伽是提升优雅气质最简单、实用的方法。瑜伽中孕育着柔和、优雅、纯净、自然、阳光、积极的因素,而这些因素都是优雅而纯净的,瑜伽健身者身上可以体现出这些纯净气质。

二、办公室瑜伽习练的基本工具

(一)桌子

桌子是办公室工作人员的基本工具,也是办公室瑜伽健身锻炼的主要道具。在办公室练习瑜伽时,可以借助办公桌来做一些简单的动作。

(二)椅子

椅子在办公室瑜伽健身锻炼中是不可或缺的道具之一。现在,有很多专门为保持良好坐姿而设计的舒适座椅,不过这种椅子价格比较高。如果条件不允许,可对现有的椅子进行改进。尽量使用可以调节高度的座椅,歪歪扭扭、总让人脊柱绷紧的椅子不建议使用,不仅有害于身体健康,而且还会影响工作。

(三)其他道具

除了桌、椅外,在办公室中进行瑜伽健身,还要用到墙壁、地面、书籍、杯子等辅助用具。

三、放松身心的瑜伽健身练习

(一)缓解头痛式

1. 习练方法

(1)坐在办公桌前,腰背挺直,放松肩膀,双脚打开,收腹,双手放在桌上,掌心向上,均匀呼吸。

(2)呼气,低头,头慢慢放在手上,停留 10～15 秒钟。

(3)恢复基本坐姿,双手放在大腿上,调整呼吸。

2. 健身功效

手部与头部相抗的阻力对头部周围的肌肉群有良好的调节作用,能够使头部神经紧张感得到有效缓解,同时还可以使肩、背部肌肉得到放松。

(二)抗忧减压式

1. 习练方法

(1)自然站立,双脚并拢,双手自然落下,自然呼吸。

(2)右膝弯曲,右脚掌放在左大腿内侧,右膝外展,右手放在右膝上。

(3)双臂侧平举,掌心朝上。

(4)吸气,双臂向上高举,同时十指分开。

(5)呼气,还原。

两腿交替练习。

2. 健身功效

抗忧郁减压式能够使人更有精神,对焦虑和忧郁情绪具有预防作用,能够使精神压力得到有效缓解。练习过程中,下盘要保持稳定的状态。

(三)椅上压头式

1. 习练方法

(1)在椅子上坐满 2/3 的位置,脊椎直立,均匀呼吸。

(2)吸气,右手扶在头一侧;呼气,头向右移动,拉伸颈部,左肩放松,自然呼吸。

(3)吸气,头还原。

左右两侧交替练习。

2. 健身功效

椅上压头式练习能够使颈部肌肉得到适当拉伸,使大脑充分休息,使工作中脊柱因长期向下弯曲而受的压力及两肩的紧张度得到有效缓解,让脖子更有立体感。

需要注意的是,在进行上半身小范围侧身运动时,脊柱必须保持直立挺拔的状态。

(四)眼部放松式

1. 习练方法

(1)坐在椅子前 1/2 的位置,眼睛合上,身体放松,排除杂念,保持 10 秒钟。然后两手食指竖起来并顶在一起,眼睛凝视拇指指尖,停留 10 秒钟,自然呼吸。

(2)右手右移,目视右手指尖而动,直到在不转头的情况下眼睛无法看到右手。左手按相同的方法重复一次。

(3)竖起的手指左右移动,目视手指,保持 10 秒钟。

(4)手放下,目视天花板 10 秒钟,目视地板 10 秒钟;然后上下交互重复 10 次,注意不要眨眼。

（5）双眼向右、向下、向左、向上移动,转动 3 次;然后再向左、向下、向右、向上方向移动,再转动 3 次。

（6）闭眼睛,身心完全轻松下来。

2. 健身功效

练习时,意念要在指尖上高度集中,想象从眼中产生能量。在移动眼睛时,头保持静止,在凝视时,眼睛不要眨。这一动作有利于缓解眼睛疲劳。

(五)腕部弯转式

1. 习练方法

（1）坐在椅子上,挺直腰背,并拢腿,双手自然落下,放松身体。

（2）双臂前平举,同时抬起双脚,保持与地面的平行。吸气,手腕上屈,指尖朝上。

（3）呼气,手臂不动,手掌伸展,然后手腕下屈,指尖朝下。重复 8～10 次。

2. 健身功效

腕部弯转式练习可以使腕部关节得到放松,并能将小臂的肌肉群和腕关节周围的韧带带动起来,使其更加强劲有力。在习练过程时,手臂和手指一直都要伸直,肩始终是放松的状态。

(六)放松肩臂式

1. 习练方法

（1）站立,两臂侧平举。

（2）肘部弯曲,双手指尖搭放在肩头。吸气,向后、向上打开双肩;呼气,含胸低头,肘尖相对。

(3)吸气,抬头,肘上抬,两臂尽可能在颈后相触。

2. 健身功效

放松肩臂式练习可以使因端坐时间过长而紧绷的脊柱、肩关节和膝关节等得到积极放松。通过拉伸肌腱,能调节后背上部肌肉,尤其是肩胛骨区域,使两肩关节酸痛和背部僵直的状态得到缓解,改善精神状态。

(七)紧实胸部式

1. 习练方法

(1)坐满椅子的一半位置,并拢双腿,伸直手臂,扶稳座椅,收下颌,伸直脊椎。

(2)腹部放松,用鼻吸气,扩胸,使腹部鼓起;然后下颌放松,呼气,同时胸部放松。呼气时间是吸气的 2 倍,从鼻慢呼,呼尽后,屏息 1～2 秒钟。

2. 健身功效

紧实胸部式练习可以使胸部更加紧实,预防胸部下垂,同时还能够使人舒心。

(八)缓解背痛式

1. 习练方法

(1)自然站立,双脚分开。

(2)上身慢慢向前倾,手臂伸直,在身后十指交叉,向后上方尽力伸展,自然呼吸,坚持 5 秒钟。

(3)吸气,还原。

重复 5～8 次。

2. 健身功效

缓解背痛式练习可以预防和缓解背脊骨弯曲,使腰痛、背痛及背部劳损等不良状态得到调整。而且经常练习可以预防弯腰驼背,练习时注意呼吸与动作的协调配合。

(九)扭转腰腹部

1. 习练方法

(1)在休息时间,站在办公桌旁,并拢双腿,收腹挺胸,双手举过头顶,十指交叉。

(2)吸气,转体,保持 15~30 秒钟,自然呼吸。

(3)还原。

左右交替练习。

2. 健身功效

扭转腰腹部练习通过拧转腰腹部,可以使脊柱和内脏器官受到刺激,促进荷尔蒙分泌,使人保持身体舒适、头脑清醒和精神饱满。

(十)消除疲劳放松式

1. 习练方法

(1)坐在椅子上,并拢双腿,一手扶在同侧腿大腿上,一手放在腹部,下颌微收,伸直脊椎。

(2)腹部放松,用鼻吸气,胸部用力扩展,使腹部鼓起,保持3~5 秒钟。

(3)下颌放松,呼气,胸部放松,持续 5 秒。

(4)气呼尽后,屏息 2 秒钟。

反复练习。

2. 健身功效

消除疲劳放松式练习能够使身心紧张和疲劳状态快速消除，使人保持愉悦的心情。练习时，应集中注意力，均匀呼吸。

(十一)舒缓面部紧张式

1. 习练方法

(1)坐满椅子的前一半位置，挺腰直背，双手自然落下，目光注视正前方，自然呼吸。双手抬起，食指伸出，弯曲其余手指，慢慢闭眼睛，手指放在眉头，用力按压，均匀呼吸。

(2)手指向眉尾缓缓移动，施力按压。

(3)手指到眉尾后，双眼睁开，双手舒展，两臂自然下垂，呼吸放松。

2. 健身功效

舒缓面部紧张式练习有助于促进面部压力的缓解和身心平衡的调整，同时能够使肌肤更有光泽。

(十二)身体能量汇集式

1. 习练方法

(1)双脚并拢，自然站立，双掌在胸前合十。

(2)吸气，脚跟慢慢向上提，同时吸气，保持片刻。

(3)呼气，脚跟还原，身体放松。

2. 健身功效

身体能量汇集式练习能够有效锻炼注意力，使体内能量汇集起来，保持内心的平静。

（十三）缓解腿脚酸麻式

1. 习练方法

（1）自然站立,双手扶住椅背或桌沿。

（2）吸气,脚跟抬起,保持 5～10 秒钟。

（3）呼气,脚跟还原,放松。

重复 8～10 次。

2. 健身功效

该练习能够使人的腿脚得到放松,有效促进腿脚疲劳的缓
解,以便更加轻盈地走路。

（十四）调节身体平衡式

1. 习练方法

（1）背对椅子而立,调整呼吸。

（2）向后抬右腿,右脚尖置于椅背上。吸气,双手上举,在头
顶双手合十,同时收腹,大腿微用力。

（3）呼气,脚尖绷直,保持 3～4 个呼吸。呼气,身体和双手还原。

两腿交替练习

2. 健身功效

调节身体平衡式练习可以培养身体的平衡素质,同时还能锻
炼注意力和免疫力。

（十五）全身伸展式

1. 习练方法

（1）自然站立,双手在胸前合掌,深呼吸。

（2）吸气,双手前平举,上身后仰。

(3)吐气,身体慢慢还原。

2. 健身功效

全身伸展式练习有助于促进血液循环,促进体质改善,使全身变得柔软,使身体能量与抵抗力不断增强,使全身细胞活化,充满精力,精神愉悦。

四、轻松减压的瑜伽健身练习

(一)以放松身心,消除压力为主要目的的瑜伽练习

1. 直角式

目的是增加腰背部力量,减轻疲劳感。

(1)习练方法

①两脚并立,挺直腰背。

②吸气,上体稍向前倾,手臂上举,两手在头顶相握。

③呼气,上臂、上身弯曲,直至平行于地面,双腿与地面垂直,目视前方。保持3~5个呼吸。

④上身慢慢还原,双手自然落下。呼气放松。

(2)习练要点

用脚掌支撑重心,上体向前倾时,尽可能与下肢保持垂直。

2. 手印觉醒式

目的是消除烦躁和不安情绪。

(1)习练方法

①坐在椅子上,脊背伸直。

②深吸气,屈肘,双手拇指分别按住左右耳孔,食指分别按在左右上眼皮上,中指分别按住左右两个鼻孔,无名指、小指分别按住上嘴唇、下嘴唇。

③屏息，时间慢慢增加，从而刺激神经。

（2）习练要点

注意力集中在头顶部中央，并将一切杂念排除。该练习可根据个人情况增加时间。

（二）以平静情绪，消除脑疲劳为主要目的的瑜伽练习

1. 双角式

目的是促进大脑血液循环，按摩头皮，提高记忆力。

（1）习练方法

①双脚并立，双手自然落下，均匀呼吸。

②两脚分开。

③双手放到背后，十指交叉，握拳，双肩向后打开。吸气，脊柱挺直。

④呼气，上身慢慢前倾直至平行于地面，手臂同时尽量向上抬。

⑤姿势保持不变，自然呼吸。

⑥还原，呼气放松。

（2）习练要点

练习中做适当的脊椎扭转动作，能够使神经中枢得到激活，使体内的不利因素或负面能量释放出来，并赋予身心更多的活力和能量，促进大脑敏锐程度的提升。

2. 呼吸冥想

目的是放松、减压，使人恢复良好精神状态，从而更好地投入到工作中。

（1）习练方法

①坐满椅子前1/3的位置，两手置于两腿上，双眼半闭或完全闭上，放松身体。

②慢慢吸气，保持12秒钟，用力呼气，反复如此，让内心

平静。

（2）习练要点

练习过程中，要用鼻呼吸，不要用嘴呼吸，避免把废气和灰尘吸入体内。

3. 鸟王式

目的是使内脏各器官得到放松，提高身体平衡力。

（1）习练方法

①双脚并立。

②双手前伸，右腿后侧贴在左腿前侧，右小腿胫骨贴在左小腿，右脚大脚趾勾在左脚踝上方，屈左膝，保持身体平衡。

③双臂弯曲，掌心相对，右手肘弯托住左手肘尖，然后双臂缠绕，手掌相叠。恢复原位。

两侧交替练习。

（2）习练要点

练习时，坚持的时间尽量长一些，上体前倾时背部始终保持平直，目视手指尖方向。

（三）以安定神经，提高睡眠质量为主要目的的瑜伽练习

1. 蝗虫式

目的是缓解紧张、焦虑、抑郁等不良情绪，提高睡眠质量。

练习方法如下。

（1）俯卧，下巴顶在地面上以支撑头部，并拢双脚，双臂贴于体侧且自然向后伸，掌心向上。

（2）臀部稍抬，双手在体侧握拳，下巴姿势不变，均匀呼吸。

（3）腰部、背部和双腿同时用力，下巴触地但不要太用力，尽量抬高双腿。保持3～5秒钟。

（4）双腿缓缓放下，调整呼吸，下巴抬高，然后腰背部肌肉收紧，上半身抬起，双手放在体侧，上体挺起。

（5）头部、上半身和手臂姿势不变，双腿尽量抬高，颈部、肩部、手臂、背部和腰部肌肉保持适度紧张，保持片刻。

（6）身体缓缓放平，还原，放松，调整呼吸。

2. 敬礼式

目的是使身体平衡性得到改善，使颈部前后及脊柱充分伸展，使全身及大脑神经放松，改善失眠。

（1）习练方法

①双脚分开而立，双手在胸前合掌。

②深吸气，呼气时屈膝下蹲。

③吸气，以手肘撑开膝盖内侧，同时抬头，脖子前侧向后伸展，目视上方。

④呼气，低头，膝盖并拢，双手合掌，手臂尽量前伸，臀向下，脊柱伸直。

⑤将②、③重复5~8次。

⑥吸气，双肘向两侧撑双膝、抬头，呼气，头还原正中。再吸气，身体还原；呼气，手臂还原。

（2）习练要点

在办公室做敬礼式等瑜伽动作有助于治疗失眠。

五、能量补给的瑜伽健身练习

（一）晨起瑜伽练习

1. 肩桥式

目的是使脊柱得到拉伸，使神经系统被唤醒，使人变得更有精神，同时使身体控制能力不断增强。

练习方法如下。

（1）仰卧，两脚分开，两手放在体侧，膝盖弯曲，小腿平行于地面，均匀呼吸。

（2）吸气，臀部收紧并抬高 40 厘米左右。保持 10 次深长呼吸。

（3）还原，放松。

2. 眼镜蛇攻击式

目的是通过伸展和按摩整个背部，使脊柱变得灵活，使神经系统趋于平衡，使大脑变得清醒，促进血液循环。

（1）习练方法

①双膝跪立，双臂放在大腿上，目光注视前方，吸气。

②呼气，双臂前伸，推送双手向前挪动，同时带动胸部前移。

③吸气，胸部继续前移，双臂撑直，腹部着地，胸部向上移动成蛇式，背部成弓形，头尽可能向后仰。

④慢慢恢复，放松。

（2）习练要点

发挥腰背肌、腹肌的力量，像蛇一样锻炼每一节脊柱。但要避免过度用力，防止受伤。

3. 背部伸展式

目的是拉伸整个脊柱及全身肌肉，让体内的负面能量更好地释放出去。

（1）习练方法

①坐立，双腿伸直并拢；双臂自然落下，腰背挺直。屈右膝，右脚脚掌贴在左大腿根部。

②吸气，下颌稍抬，目视前方，双臂向前上方伸展。

③呼气，上体前伸，胸部紧贴左腿，双掌向前握住左脚。

④还原，放松。左脚重复练习。

（2）习练要点

在③中，如果胸部无法贴腿，不要勉强，以感到舒适为宜。

（二）上班途中的瑜伽练习

1. 脸颊操

（1）均匀呼吸，嘴唇紧闭，向前噘起，保持 3～5 秒钟。

（2）用力吸紧双腮，保持 3～5 秒钟。

（3）嘴角向外咧开，保持 3～5 秒钟。

（4）恢复自然表情。

2. 上臂练习

两手抓紧车上扶手，两肘关节内收夹紧，臀部发力，带动身体向上，脚不离地。

3. 胸部练习

靠座位外侧手臂扶住椅背后下方，两肩肩胛骨外展，挺胸。

4. 背部练习

坐在座位上时，手臂搭在前椅背，伸直，背部向后发力。

5. 小腿练习

双手扶住扶手或可依靠的地方，脚跟上抬，收紧小腿和大腿后侧。

（三）工作前的瑜伽练习

1. 金鸡独立式

目的是使神经得到有效放松，保持心情愉悦，提高大脑思考能力，使全身能量不断增强。

（1）习练方法

①双脚并立，双手自然下垂，自然呼吸。

②左脚支撑重心，左脚直立，右膝向后屈，用右手将右脚脚踝

抓住,两膝保持平行。

③吸气,双手举过头顶,指尖向上,保持 3～5 个自然呼吸。

④还原,换腿继续练习。

(2)习练要点

练习时,腰背尽量挺直,体会脊柱向上牵引的感觉。

2. 交替呼吸法

目的是使身心平衡感得到增强,使注意力更加集中,促进血液循环,强化大脑神经。

练习方法如下。

(1)坐在椅子前 2/3 的位置,挺直腰背。自然呼吸。右手食指压住右鼻孔,用左鼻孔吸气,数 3 下。

(2)屏息,左手食指压住左鼻孔,数 6 下,然后拿开,右鼻孔轻轻呼气,数 6 下。

重复练习。

(四)睡前瑜伽练习

1. 蛙式

目的是平静身心,使整个神经系统都得到安抚,为促进优质睡眠做准备。

(1)习练方法

①跪立,挺直腰背,注视前方,双手放在两腿上。

②双膝分开,双肩向前伸,上体前倾趴在地上,前额着地,保持 5～8 个均匀呼吸。

③还原放松。

(2)习练要点

练习过程中,胸部尽可能贴近地面,脸部转向一侧,心中充满爱意和宁静。

2. 猫式

目的是镇静神经,使身心安宁,使僵硬的肌肉得到充分伸展与放松,以消除疲劳。

(1)习练方法

①跪立,两膝分开,小腿及脚背贴地。

②上体前俯,腰背挺直,大腿与小腿及躯干成直角,躯干平行地面。双手手掌着地,置于肩膀下面正中位置,手臂与地面成直角,指尖指向前方。

③吸气,盆骨缓缓翘起,向下弯腰,形成一条弧线。双眼注视前方,肩下垂,颈椎与脊椎成一条直线。

④呼气,背部向上拱起,带动脸朝向下方,目视大腿位置,直至感到背部伸展。保持3～5个自然呼吸。

⑤再次挺直腰背,同时左脚抬起向后蹬,使左腿平行背部,脚掌蹬直,右手向前伸展,手臂平行地面,指尖向前。抬头,目视前方,背部伸展。

⑥还原,重复6～8次。

(2)习练要点

练习过程中,要控制好速度,不要猛力前后摆动或拱腰,不要过分伸展颈部。

3. 挺尸式

目的是使由其他体式引起的疲劳得到有效消除,促使精神平静安宁。

练习方法如下。

(1)平躺,双腿略分开。

(2)眼睛闭上,放松身体,深长呼吸,随后呼吸放慢。

(3)专注于深长呼气。

(4)下颌放松,舌头不受干扰,完全放松,缓慢呼气。

(5)保持15～20分钟。

第二节　亲子瑜伽

亲子瑜伽是指适合儿童与家长共同参与的瑜伽体位法和瑜伽游戏,通常适合 3～12 岁的儿童及其家长一起练习,在整个练习过程中,彼此共同学习,相互扶持和了解,增进亲子感情,令亲子关系更加融洽。本节主要分析亲子瑜伽体位练习。

一、亲子瑜伽热身练习

(一)头部转动

1. 习练方法

(1)基本站姿,吸气时,脊背向上拉伸。

(2)呼气时,低头,下巴向下碰锁骨,目视下方。

(3)吸气时,头回正;呼气时,下巴带动头部向右转,右耳靠近右肩。

(4)吸气时,头回正;呼气时,下巴带动头部向后转,下巴高高扬起。

(5)吸气时,头回正;呼气时,下巴带动头部向左转,左耳贴近左肩。

头部向每个方向多练习几次。

2. 健身功效

(1)按摩颈椎,使头脑变得清醒。

(2)傍晚做头部转动练习可以使关节以及韧带变得放松及灵活。

3. 习练要点

(1)转头过程中,动作尽可能慢些,保持自然呼吸

(2)肩不要耸,颈部随头灵活运动。

(二)展臂调息

1. 习练方法

(1)基本站姿。

(2)双手在脐下交叉。

(3)吸气,双手打开向头顶伸展,至手腕交叉,目视上方。

(4)呼气,双臂向下侧平举,双肩向后扩展,下巴触碰锁骨。

(5)结合呼吸练习 4 次。

(6)最后一次完成后还原基本站姿,放松。

2. 健身功效

使身体放松,使呼吸顺畅,增加肺活量。

3. 习练要点

(1)练习过程中,速度尽量慢一些,呼吸保持自然顺畅。

(2)动作速度与呼吸节奏要协调,不要憋气。

(三)扩胸运动

1. 习练方法

(1)手臂同时向前伸展,掌心向下。

(2)双脚分开,手臂弯曲,指尖相对。

(3)呼气,双肘用力向后拉伸,肩胛骨尽量碰到一起。

(4)吸气,指尖带动手臂向前交叉伸展。

(5)呼气,双臂向外打开,扩胸伸展。

反复练习 3～5 次。

2. 健身功效

(1)扩展胸部,促进肺活量增加,使呼吸疾病得到预防。
(2)促进背肌力量的加强。

3. 习练要点

双脚开立,两脚距离同肩宽,这样可以帮助孩子站得更稳。

(四)腰部转动

1. 习练方法

(1)双脚开立,双手叉腰。
(2)吸气,腰背向上拉伸;呼气,腰腹部用力向前推出。
(3)吸气,回正站姿;呼吸,腰腹部向右侧推出。
(4)吸气,回正站姿;呼气,臀部用力向后凸出。
(5)吸气,回正站姿;呼气,腰腹部向左侧推出。
(6)腰腹胯部用力带动身体顺时针转动 3～5 圈,再逆时针旋转相同的圈数。

2. 健身功效

(1)促进肠胃蠕动,刺激辅助消化系统。
(2)使髋关节更灵活,促进宝宝的成长。
(3)使家长保持腰部和腹部优美体形。

3. 习练要点

(1)练习过程中,双脚不要分得太大,帮助孩子稳稳站立。
(2)头部、双脚位置尽量保持不动,腰部、腹部、胯部灵活转动。

(五)跳跃式

1. 习练方法

(1)站立,双手叉腰,两人同时屈右膝,右腿向前、向上抬起。
(2)换左腿向前踢出,左右交替弹跳练习 10 组以上。
(3)右腿继续向旁侧踢,身体在同一平面。
(4)左腿用同样的方法进行练习,左右反复弹跳 10 组以上。
(5)继续试着右腿弯曲向后踢,脚后跟踢向臀部,两人面对面练习也可。
(6)换左侧练习,练 10 组以上。

2. 健身功效

(1)使腿部关节更加灵活,促进腿部肌肉组织的锻炼。
(2)使孩子和家长更好互动,将宝宝的快乐情绪调动起来。

3. 习练要点

该练习在细节上没有过多要求,主要是增加孩子的运动热情,提高积极性。

(六)斜板撑

1. 习练方法

(1)面对面在瑜伽垫上俯卧,放松身体,自然呼吸。
(2)双脚脚尖踮起,屈肘放在胸部两侧。
(3)双手用力支撑身体。

2. 健身功效

(1)使全身肌肉组织不断强化,使身体细胞被唤醒,尤其是使手臂、腰部、腹部力量得到增强。

(2)帮助家长消除小腹腩,锻炼腹肌。

3. 习练要点

(1)练习过程中,双臂垂直地面,双手十指可以分大一些,以便分担身体重量。

(2)切忌塌腰。

(七)奔马式

1. 习练方法

(1)吸气,挺直腰背,临肩站立。

(2)双腿左右分开,间距与肩同宽,两人旋转内侧脚,内侧脚尖相对。

(3)呼气,上体旋转向里保持相对,双手扶膝下压。

2. 健身功效

(1)使腿部力量不断增加,使大腿后侧以及腿部前侧韧带组织变得灵活,促进宝宝成长。

(2)使家长的小腿变得好看。

3. 习练要点

(1)练习过程中,膝关节不要超过脚趾尖。

(2)小腿垂直地面,身体重心在两胯间。

(3)保持后腿伸展,使腿部韧带更灵活。

二、促进孩子成长的亲子瑜伽练习

促进孩子成长的亲子瑜伽一般适合 4~6 岁的孩子练习,练习方法如下。

（一）山式调息

1. 习练方法

（1）孩子和家长临肩站立，基本站姿，调整呼吸。

（2）两脚分开，与肩同宽。

（3）双手十指张开贴腹，双肩双肘向后向外打开，做深呼吸练习，共5组。

2. 健身功效

（1）凝神、静心、醒脑，调整呼吸，使呼吸系统得到有效锻炼。

（2）更好进入瑜伽练习状态。

3. 习练要点

（1）若孩子不能安静下来，不要强求，可先做一些静态小游戏，帮助宝宝收心。

（2）练习过程中，可以用趣味性语言进行讲解，让孩子了解呼吸的重要性。

（二）木马式

1. 习练方法

（1）俯卧，下巴点地，膝后屈，双手抓住脚踝。

（2）吸气，双腿带动上体上抬，成弓式。

（3）呼气，胸部下压，身体向前下方贴地。

（4）前后摇摆，用力点在胸部及双膝。

2. 健身功效

（1）使全身肌肉群伸展，使胸肌、背肌、臀肌的弹性不断加强，让体态线条更流畅。

（2）提高家长的乳房承托力，预防下垂，保持完美曲线。

3. 习练要点

(1)练习过程中,腹部、臀部肌肉要收紧,双手、双脚用力上抬。
(2)家长辅助宝宝练习时,主要扶在宝宝手腕处。

(三)半月式

1. 习练方法

(1)孩子和家长临肩站立,双手胸前和掌,手指交扣。
(2)吸气,十指引领手臂向上伸展,脊椎得到拉伸,腰、腹、臀部肌肉收紧。
(3)呼气,双臂夹紧双耳,引领身体右屈,坚持 3～5 个呼吸,身体在一个平面上。
(4)吸气,还原基本站姿。
(5)呼气,反方向重复练习。

2. 健身功效

(1)提高腰部灵活性,促进胃肠消化。
(2)帮助家长消除手臂、腰部的多余脂肪,美化形体。
(3)使宝宝拥有挺拔身姿。

3. 习练要点

(1)身体每一侧尽可能伸展到极限,在极限边缘可以温和弹动。
(2)如果孩子不能站稳,双脚略分开。

(四)布娃娃式

1. 习练方法

(1)基本站姿,两人背对背,相隔一脚距离。
(2)双脚左右分开同肩宽。

(3)吸气,双臂向前向上方伸展,使脊柱关节充分拉伸。

(4)呼气,双臂带动上体向前、向下弯曲,双手置于脚前地面,手臂和头放松。

(5)手臂晃动,点头或摇头,表示"是"或"否"。坚持 3～5 个呼吸。

(6)慢慢还原,放松。

2. 健身功效

(1)促进宝宝发育,提高免疫力。

(2)促进家长血液循环。

3. 习练要点

(1)孩子和家长之间不能离得太近。

(2)起身时,尽量慢些,防止头部眩晕。

(3)可以双手扶膝,延展脊背。

(五)铲斗式

1. 习练方法

在布娃娃式基础上,继续练习此式。

(1)双腿分开,略比肩宽。

(2)两人双手成铲斗状,家长从分开的双腿间将孩子的手拖住。

(3)家长拖着孩子的手前后伸展脊椎,模仿铲土机。

2. 健身功效

(1)按摩颈椎,使头脑清醒。

(2)使关节及韧带变得灵活。

3. 习练要点

(1)练习过程中,动作尽量慢些,呼吸自然。

(2)肩不要耸,颈部灵活运动。

（六）蝴蝶式

1. 习练方法

（1）孩子和家长面向而坐，各自两脚掌相对，脚跟内收，抵住对方脚尖，双手抓自己脚掌。

（2）吸气时，腰背向上伸展，呼气时，下压双膝使其与地面相触。随着呼吸，膝关节轻轻上下弹动，就像蝴蝶拍打翅膀。

（3）试着加强难度，家长辅助孩子上体向前、向下俯身贴地，脊背尽可能伸展。

2. 健身功效

（1）使髋、膝、踝关节更加灵活，促进血液流通，

（2）滋阴养颜，使身体柔韧度不断提升。

3. 习练要点

保持腰背挺直，两脚尽可能一直并拢。

（七）青蛙式

1. 习练方法

（1）家长与孩子面向而立，双手相握，两脚分开同肩宽。

（2）吸气，家长和孩子互相抓住对方手臂。

（3）呼气，屈膝下蹲，双膝尽量侧展开，腰背伸展。

（4）双眼像青蛙的眼睛一样睁得大大的，左右摆头。

2. 健身功效

（1）伸展脊椎，美化背形，使髋关节更灵活。

（2）身体左右晃动，加入游戏元素，可达到更好的亲子效果。

3. 习练要点

(1)两脚左右分开即可,没必要使两脚脚尖和脚后跟在一条直线上。

(2)双膝尽可能向两侧打开,提高髋关节灵活性。

三、提升孩子气质的亲子瑜伽练习

提升孩子气质的亲子瑜伽一般适合 7～9 岁的孩子练习,练习方法如下。

(一)拖拖式

1. 习练方法

(1)孩子与家长背靠背而坐,双腿伸直并拢。

(2)吸气,双臂上举,四肢及躯干充分伸展。

(3)呼气,家长双手将孩子双手抓住,一起向前向下方弯曲,使孩子全身在家长背上完全伸展。

(4)吸气,回正,换向孩子的方向,家长轻轻后压。

2. 健身功效

(1)促进肌肉放松、伸展。

(2)促进孩子发育。

(3)促进家长形体恢复。

3. 习练要点

练习过程中,家长要注意力度,不要挤压到孩子,以免伤害到孩子的关节。

(二)幻椅式

1. 习练方法

(1)家长与孩子面对面站立,相距一臂宽,调整呼吸。
(2)吸气,双臂上举,挺直腰背。
(3)双手互握,或家长双手搭放在孩子肩上。
(4)呼气,屈膝后坐,大小腿尽可能垂直。

2. 健身功效

(1)按摩心脏,调理经络。
(2)使不良体态得到纠正,促进完美身形的养成。
(3)提升家长与孩子的气质。

3. 习练要点

双臂应可能上举,抬高重心。

(三)全蝙蝠

1. 习练方法

(1)家长坐下后双脚最大限度向左右分开,宝宝在家长前方做相同姿势。
(2)吸气,双臂竖直上举,尽量使脊背得到充分拉伸,使背肌充分伸展。
(3)呼气,家长注意力度的控制,引领宝宝向前、向下扶地,试着胸腹完全贴地。

2. 健身功效

(1)使背部血液循环得到改善。
(2)促进双肩灵活性的提高,使肩部酸痛等疲劳症状得到有效缓解。

（3）活络经脉，拉伸筋骨。

（4）使肌肉疲劳、关节僵硬等症状得到缓解。

3. 习练要点

练习过程中，脊柱不要弯曲，双腿尽量伸展，呼气时全身放松。

（四）骆驼式

1. 习练方法

（1）家长与孩子背对背跪立，两脚分开同肩宽。

（2）吸气，双臂上举，背部肌肉群充分伸展。

（3）呼气，双手抓脚踝，头、胸、腰后仰，髋部前送，大腿垂直地面。

2. 健身功效

（1）使脊柱充分伸展，变得强壮。

（2）使肩关节变得柔软，塑造美人背。

（3）使驼背问题得到改善。

（4）帮助家长恢复生殖系统功能。

3. 习练要点

练习过程中，可以试着抓对方的手，回正跪姿时，双手托住后腰慢慢回正，防止头部眩晕。

（五）直挂云机式

1. 习练方法

（1）家长与孩子背对背站立，双腿伸直，脚并拢。

（2）吸气，双臂上举，脊背充分拉伸。

(3)呼气,双臂带动上体前俯身,双手试着抱脚踝,或者尝试抱对方的脚踝。

(4)孩子俯卧在垫子上,家长双脚分开放在孩子双腿两侧的垫子上。

(5)吸气,孩子双手放在胸膛两侧支撑,头、胸抬起,手臂伸直。

(6)呼气,家长拉住孩子双手向后伸,同时屈膝下蹲保持大腿平行地面,孩子头部自然后仰。

2. 健身功效

(1)使胸肌得到扩展,使手臂经络畅通,促进肺脏、肝脏活力的增强。

(2)促进消化,平坦小腹。

(3)放松脊背,美化腿型。

3. 习练要点

(1)练习过程中,孩子与家长相隔一脚掌以上的距离比较合适。

(2)起身直立时动作要慢,调整呼吸。

(六)战士二式

1. 习练方法

(1)家长与孩子临肩站立。

(2)内侧脚相抵,外侧脚分别向两侧迈出,距离是自己两肩的一半,外侧脚尖向外打开,跨步正对前方。

(3)吸气,双臂侧平举,内侧手相握;呼气,外侧膝弯曲,大小腿尽可能保持垂直。

2. 健身功效

(1)使风湿疾病、小腿抽筋等症状得到有效预防。

(2)使手臂变得纤细,美化臀型。

3. 习练要点

练习过程中,身体重心在两胯之间,上体保持直立。

参考文献

[1]宋雯.瑜伽教学与实践[M].北京:北京体育大学出版社,2011.

[2]蒋炳宪,刘勇,周健生.瑜伽起源与发展的文化生态学观察[J].成功(教育),2011(9).

[3]倪思贵.健身瑜伽与普拉提的比较分析[J].遵义师范学院学报,2011,13(1).

[4]韩丽,朱成杰.休闲运动普拉提与瑜伽之比较研究[J].边疆经济与文化,2011(12).

[5]马薇.有氧健美操与瑜伽的项目特点及运动价值的比较研究[D].北京体育大学硕士论文,2014.

[6]张华莹.浅谈瑜伽文化及其养生意义[J].体育世界(学术版),2010(6).

[7]程铁利.探讨瑜伽与其他运动形式区别[J].劳动保障世界,2016(17).

[8]刘兰娟.全民健身视域下的瑜伽发展研究[D].上海体育学院博士论文,2016.

[9]张兴泉,张宏家,赵厚华.瑜伽的文化足迹[J].沈阳体育学院学报,2007,1(5).

[10]张萍.瑜伽健身观及其现代价值探究[D].贵州师范大学,2015.

[11][英]吉尔·霍尔,多丽尔·霍尔.瑜伽与冥想[M].哈尔滨:黑龙江科学技术出版社,2009.

[12]郭兰,王鹏.论瑜伽健身[J].体育文化导刊,2010(9).

[13]阳明君.浅谈瑜伽饮食观对瑜伽修炼的影响[J].南宁职业技术学院学报,2011(6).

[14]刘敏.基于教学实际的瑜伽运动损伤的预防方法研究[J].亚太教育,2015(30).

[15]美梓.图解瑜伽与冥想[M].北京:中国华侨出版社,2017.

[16]张蕙兰,柏忠言.瑜伽气功与冥想[M].北京:人民体育出版社,2010.

[17]郑影.瑜伽练习完全手册[M].福州:福建科学技术出版社,2010.

[18]张斌.瑜伽基础入门大全[M].北京:科学技术文献出版社,2012.

[19]韩俊.瑜伽中级教程[M].沈阳:辽宁科学技术出版社,2010.

[20]尹珏林.瑜伽大全[M].北京:华文出版社,2009.

[21]魏云花.大学瑜伽教程[M].杭州:浙江大学出版社,2010.

[22]范京广.时尚健身瑜伽[M].北京:北京体育大学出版社,2010.

[23]邓壁娟.时尚瑜伽[M].福州:福建科学技术出版社,2006.

[24]韩俊.瑜伽初级教程[M].沈阳:辽宁科学技术出版社,2006.